Dr 診断力てすと❻

診断力アップのための
口腔疾患
Q&A 83

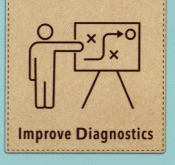
Improve Diagnostics

【編集】
山城正司
NTT東日本関東病院　歯科口腔外科

刊行にあたって

「ひづめの音が聞こえたら、シマウマではなく馬だと思いなさい」
―When you hear hoofbeats, think of horses not zebras（Theodore Woodward）－
という有名な医学の格言があります。

　これは「病気を診断する際には、稀な Rare Disease（シマウマ）ではなく、まず、確率の高い Common Disease（馬）から検討しなさい」という意味で、経験未熟な医者が、鑑別診断に最初から稀な疾患を挙げがちなことを戒めた言葉です。

　前書『クイズで学ぶ口腔疾患１２３』の前文で書きましたが、大切なのは、正しく診断することより、診断へ至るプロセスであり、患者アウトカムです。もし、自分の診断に違和感を覚えたら、躊躇せず立ち止まって再考することです。最初の診断に固執して、漫然と放置して、患者に不利益を与えることは避けなくてはいけません。とくに悪性疾患はアウトカムに大きな影響を及ぼし、time-dependent に急速に進行する血液疾患、感染症は注意が必要です。

　シマウマ探しにはまってはいけません。しかしシマウマは確実に存在しており、忘れたころに現れることがあります。本書はクイズ形式なので、シマウマも多く取り上げています（馬が答えではクイズになりません）。忘れてはいけないシマウマを頭の片隅に留めておくためにも、本書は役立つものと思います。

　循環器内科医の山下武志先生は、すべての医師のとる行動は、①自信をもって放置する、②自分で治療する、③専門医に紹介する、の３つに集約され、重要なのは、３つの行動の選択を誤らないことと述べています（『３秒で心電図を読む本』メディカルサイエンス社，2012．）。

　しかし、山下先生もおっしゃっているように、つねに正しい選択をすることは難しい。選択を誤ったとしても、患者アウトカムを悪化させないためには、自分の診断を過信せず誤りを反省・修正する謙虚さ、協力を求める勇気も必要だと考えています。

2025年３月
山城正司

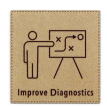

診断力アップのための 口腔疾患 Q&A 83
CONTENTS

003 刊行にあたって

顎骨の異常

007	Q.01	顎骨内の歯牙様不透過像	鶴巻 浩
009	Q.02	上顎前歯の脱落、その先に待つもの	黒柳範雄
011	Q.03	X線写真で認められた根尖部透過像	平尾功治・二宮雅美・湯本浩通
013	Q.04	右下顎のび漫性腫脹	兵東 巌
015	Q.05	顎骨に疼痛を認める病変	山川延宏・桐田忠昭
017	Q.06	下顎前歯部の透過性病変	谷池直樹・向仲佑美香
019	Q.07	耳下腺咬筋部のび漫性腫脹	山本哲也
021	Q.08	上顎の慢性疼痛	田中茂男
023	Q.09	顎骨に発生した透過性病変	川口 泰
025	Q.10	顎骨内の透過性病変	仲村秀明・松山博道・中橋一裕
027	Q.11	骨吸収を伴う表面滑沢な歯肉腫脹	南川 勉
029	Q.12	下顎臼歯の根尖に認めた透過像	家森正志
031	Q.13	暗紫色の軟性膨隆	阿部陽子
033	Q.14	多数の埋伏歯を伴う多発性顎骨嚢胞	吉田寿人・白銀陽一朗・吉村仁志
035	Q.15	顎骨内の嚢胞性病変	島﨑 士・岡本俊宏
037	Q.16	偶然発見された下顎小臼歯部のX線透過像	有吉靖則
039	Q.17	上顎左側小臼歯部の無痛性腫脹	水谷英樹

頰粘膜・頰部の異常

041	Q.18	顔面切創からの排液	丸川浩平
043	Q.19	耳下部の腫脹と排膿	池田哲也
045	Q.20	頰粘膜の腫瘤性病変	野村城二
047	Q.21	頰部の腫脹	窪田泰孝
049	Q.22	頰粘膜の潰瘍	桑原 徹
051	Q.23	小児の繰り返す頰部の腫脹	大澤孝行
053	Q.24	関節リウマチ患者に発現した口腔粘膜病変	丸川浩平
055	Q.25	両側頰粘膜の白斑病変	山中茂樹・中尾一祐
057	Q.26	頰部から顎下部にかけての腫瘤	川原一郎・髙田 訓
059	Q.27	頰部の腫脹	小板橋 勉

口蓋・口底の異常

061	Q.28	口蓋の無痛性腫脹	山城正司
063	Q.29	びらんを伴う乳白斑	目瀬 浩
065	Q.30	硬口蓋に発生した腫瘤性病変	池田哲也
067	Q.31	右口底部の有痛性腫脹	奥山秀樹・石井秀太郎・山ノ井一裕
069	Q.32	摂食時の顎下部・口底部の腫脹を伴う疼痛	山川延宏・桐田忠昭
071	Q.33	口底部の腫瘤	武内保敏・柳川 徹
073	Q.34	口蓋粘膜の無痛性膨隆	田中茂男

口腔粘膜の異常

075	Q.35	多発する口内炎	山口孝二郎・太田剛史
077	Q.36	がん治療中に遷延する口腔粘膜のびらん	上野尚雄
079	Q.37	口腔内の白色病変	山下佳雄
081	Q.38	多発性のアフタ性口内炎	雨河茂樹
083	Q.39	顔面・口腔内のびらんおよび水疱性疾患	城代英俊・小笠原健文
085	Q.40	口唇・口腔内のびらん	濱田 傑・木下優子・榎本明文
087	Q.41	口腔粘膜多発潰瘍	野村城二
089	Q.42	遷延する口腔粘膜全体のびらん	上野尚雄
091	Q.43	歯肉と頬粘膜の白色病変	湯本浩通・山村佳子・石丸直澄・宮本洋二
093	Q.44	繰り返し出現するびらん	成相義樹

口唇の異常

095	Q.45	乳児の上口唇に認めた小孔	山西 整
097	Q.46	掻痒感を伴う口唇の腫れ	吉田博昭
099	Q.47	突然の口唇腫脹	長谷剛志
101	Q.48	上唇から鼻下の腫脹	都田絵梨奈・管野貴浩
103	Q.49	上唇の腫瘤	植月 亮・水田邦子・安藤俊範・相川友直
105	Q.50	口唇と歯肉が腫れている	小林 恒・鄭 明源

歯肉の異常

107	Q.51	歯肉の無痛性腫瘤	髙田 訓
109	Q.52	女児に認められた上顎前歯部の歯肉腫脹	二宮雅美・岩本 勉・湯本浩通
111	Q.53	臼後部歯肉の腫瘤	長谷剛志
113	Q.54	歯肉のび漫性腫脹	田中茂男

115	Q.55	急速に増大した口腔内腫瘤	山中茂樹・中尾一祐
117	Q.56	歯肉の腫脹	三浦桂一郎・澤山 靖
119	Q.57	下顎歯肉の有茎性腫瘤	末松基生
121	Q.58	下顎の腫脹	小板橋 勉
123	Q.59	上顎臼歯部義歯床下歯槽頂粘膜の紅斑	和久井崇大・川又 均
125	Q.60	壊死組織を伴う潰瘍	成相義樹
127	Q.61	根管治療で改善しない歯肉の腫れ	小川 隆
129	Q.62	歯肉頰移行部の腫瘤	湯本浩通・青田桂子・二宮雅美
131	Q.63	抜歯後治癒不全	石川恵生・飯野光喜
133	Q.64	歯肉が腫れて、歯が磨けません	黒柳範雄
135	Q.65	新生児の下顎前歯部歯肉に認められた腫瘤の2症例	加藤かりん・加納欣徳
137	Q.66	歯肉の潰瘍	長谷剛志
139	Q.67	インプラント周囲粘膜の異常	宮嵜 亮・助川信太郎
141	Q.68	歯肉の腫瘤病変	窪田泰孝

舌の異常

143	Q.69	舌の発赤、びらん	横尾 聡・小川 将・栗原 淳
145	Q.70	舌の膨隆	佐々木 岳・小笠原健文
147	Q.71	右側舌縁部のびらん	水谷英樹
149	Q.72	舌縁部の白色病変	中谷佑哉・戸谷収二
151	Q.73	舌のぴりぴり感	中松耕治
153	Q.74	舌下の腫瘤	桑原 徹
155	Q.75	舌尖部下面の腫瘤	末松基生

その他

157	Q.76	原因不明の「いつもと違う」痛み	栗田 浩・中西義崇
159	Q.77	続発する点状出血・血腫	目瀬 浩
161	Q.78	口がただれ、痛くて食べられない	加納欣徳
163	Q.79	抜歯後に血が止まらない	小林 恒
165	Q.80	オトガイ下の有痛性腫脹	吉田博昭・小滝真也
167	Q.81	硬性の開口障害	鶴巻 浩
169	Q.82	がん患者の周術期口腔機能管理	栗田 浩
171	Q.83	両側顎下部の腫れ	児玉泰光・鶴巻 浩

ブックデザイン　金子俊樹

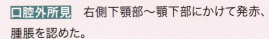

顎骨内の歯牙様不透過像

顎骨の異常

患者 55歳、女性
主訴 右下顎の腫脹
現病歴 20年前、某歯科でう蝕治療を行った際、6⌋の埋伏を指摘され、大学病院への受診を勧められたが、症状がないため放置した。初診1ヵ月前、右下顎部に腫脹、疼痛を生じ、かかりつけ歯科を受診し、セフジトレンピボキシル300mg/dayを6日間処方され改善した。今回、精査加療を目的に当科を紹介され、受診した。なお、7、8歳ごろに下顎前突があり、口腔内装置を約3ヵ月間装着し、改善したというエピソードがある。また、右顔面部に外傷の既往はない。
初診時現症
全身所見 体温36.4℃

口腔外所見 右側下顎部～顎下部にかけて発赤、腫脹を認めた。
口腔内所見 7～4⌋相当頰側歯肉に軽度の発赤、腫脹、圧痛を認めた。7⌋は著明に近心傾斜し、6⌋は口腔内には直接みえなかった。7⌋は動揺著明で、歯周ポケットより血性膿の排出がみられた（図1）。
パノラマX線写真所見 6⌋相当骨体部に、不整形な粒状～突起状の石灰化物を伴う6⌋と考えられる歯牙様不透過像を認めた（図2）。
CT所見 軸位断では6⌋部に不整形の塊状石灰化物を認め、周囲には帯状の透過像がみられ、その中に粒状の小石灰化像が散在していた。周囲の骨には硬化性変化がみられる（図3）。

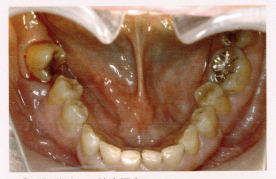

図❶ 初診時、口腔内写真

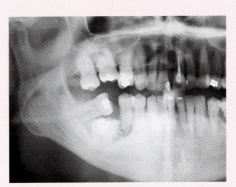

図❷ 初診時、パノラマX線写真

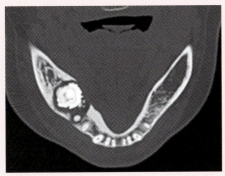

図❸ 初診時、軸位断CT

最も疑われる疾患名は?
① 埋伏歯
② 低位歯
③ 歯牙腫

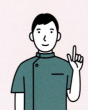

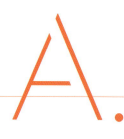

❷ 低位歯

パノラマX線写真で歯冠部に金属様の不透過像が認められることから、かつて機能していた歯が顎骨内に埋没した低位歯（submerged tooth）と診断し、保存不能な7̅とともに抜歯する方針とした。感染が生じていたため、消炎後に全身麻酔下で7̅6̅抜歯術を施行した。粘膜骨膜弁を翻転し、7̅を抜歯すると、歯石で覆われた6̅の歯冠の一部が確認され、容易に抜歯できた（図4）。6̅には多量の肉芽組織、歯石が付着し、咬合面にアマルガム充填がなされていた（図5）。

一般的に、歯の低位とは咬合平面に達していない状態とされるが、一度萌出し咬合位に達した歯が何らかの原因で沈下して低位となった、いわゆるsubmerged toothの報告は、永久歯においては少なく、わが国では「低位歯」、「圧入埋伏」、「埋没」、「沈下」などの名称あるいは表現で報告されている。埋伏歯との鑑別としては、う蝕治療痕や咬耗などの存在が、かつて萌出し機能していた証拠となり、自験例ではアマルガム充填がそれを示している。

発生機序としては、外傷、骨性癒着、咬合圧、代謝障害などが挙げられており、定説はないが、骨性癒着により萌出が妨げられ、周囲の成長により取り残されたことで、相対的に低位となったことに、隣接歯からの圧迫などの外力が絡み合って生じるのではないかと述べている報告が多い。自験例は病理組織検査で根分岐部に骨性癒着の所見が観察されており、何らかの原因で萌出障害が生じ、そこに隣接歯の圧迫が加わったことで沈下が開始、さらに隣接歯が傾斜することで対合歯からの咬合力が沈下を促進する力として作用し、埋没したものと推察された。

処置に関しては、自験例は保存不能と判断し抜歯したが、報告例の多くも抜歯されている。若年例で低位の程度が軽微であれば、矯正治療や意図的脱臼、あるいは矯正治療を併用しての骨延長法の適用も考慮の余地があろう。なお、乳歯においては低位乳歯、低位乳臼歯としてしばしば観察される。乳臼歯の低位が重度であると、後継永久歯の萌出障害を招くことがあるなど、種々の不具合を来すことがある。低位乳歯に遭遇した際には、低位の程度、咬合状態などを詳細に診査し、慎重に対処することが求められる。

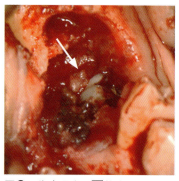

図❹ 術中写真。7̅抜歯後の状態。大量の歯石と6̅の歯冠の一部（矢印）が認められる

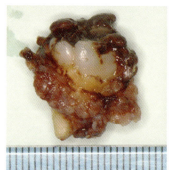
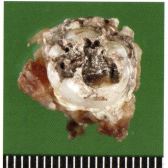

図❺ 摘出物写真

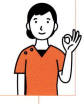

鶴巻 浩
Hiroshi TSURUMAKI　社会医療法人仁愛会　新潟中央病院　歯科口腔外科　〒950-8556　新潟県新潟市中央区新光町1-18

顎骨の異常

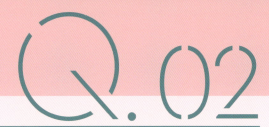

上顎前歯の脱落、その先に待つもの

患者 67歳、男性
主訴 上顎前歯の脱落
既往歴 前立腺がん
現病歴 前立腺がんの多発骨転移を認めたため、ゾレドロネートが開始された。約2年後には上顎前歯に動揺が生じ、脱落した。上顎骨の露出を指摘され、当科に紹介受診となった。
現症 **全身状態** 体格中等度、栄養状態良好。
口腔内所見 2 1 | 1 2 3 の骨露出を認める（図1）。上顎に残存する歯も2度の動揺あり。
診断 上顎骨吸収抑制薬関連顎骨壊死

処置および経過 ゾレドロネート休薬後、定期的な歯科衛生指導ならびに歯周治療と壊死骨部の洗浄、適宜抗菌薬の投与を行った。上顎歯牙はすべて喪失し、歯槽骨全体が露出するに至った（図2）。その半年後に自宅で上顎骨が脱落した（図3）。上顎骨の脱落後、いったんは上皮化を認めたが（図4）、その6ヵ月後に翼口蓋窩から排膿を認めた（図5）。
臨床検査所見 体温37.1℃、白血球数11,000/μL、CRP8.86mg/dL。

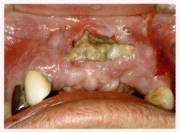

図❶ 初診時の口腔内写真。上顎唇側歯肉から腐骨が露出し、排膿が認められる

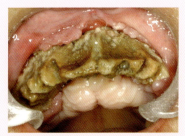

図❷ 初診から約1年の口腔内写真。上顎歯槽骨の全体が壊死し、露出した状態。上顎唇側歯肉は退縮し、口蓋歯肉は捲り上がっている

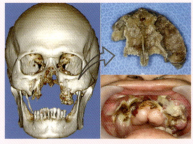

図❸ 上顎骨脱落時の口腔内写真。脱落した上顎および3DCT画像

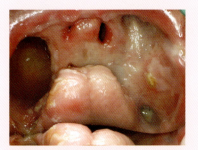

図❹ 上顎骨脱落後3ヵ月の口腔内写真。骨露出部に上皮化が進んでいる

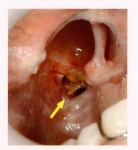

図❺ 上顎骨脱落後9ヵ月の口腔内写真。翼口蓋窩に骨の露出と排膿を認める

病状進行後の状態で、最も疑われる疾患名は?

① 蝶形骨の骨吸収抑制薬関連顎骨壊死
② 上顎洞炎
③ 頬骨弓骨折
④ 上顎歯肉がん

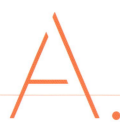

① 蝶形骨の骨吸収抑制薬関連顎骨壊死

A.

骨吸収抑制薬関連顎骨壊死は、骨粗鬆症やがんなどの骨転移、多発性骨髄腫などの治療において臨床効果が高いとされる骨修復薬に起因する疾患である。最近では医療関係者の周知活動もあって、万人の知るところとなっているが、本症例のように顎骨壊死が頭蓋底へ進展したことは稀である。しかし、乳がんや前立腺がんなどの比較的緩やかに経過するがんの場合では、顎骨壊死が拡大し、脳膿瘍を発症することが報告されている。

重症度別に治療法が分けられ、初期では原因薬剤の中止や感染巣の洗浄および抗菌薬投与といった保存的治療、重症例では顎骨の切除が必要とされる。定期的な口腔内診査と口腔清掃の徹底が顎骨壊死発症のリスクを減少させ、骨ヒト遺伝子組み換え型パラトルモンが顎骨壊死の治療に有効との報告もあり、期待されている。医師と歯科医師が協力して、骨吸収抑制薬関連顎骨壊死に対する診断・治療の質を高めていくことが重要で、本症例の報告がさらなる啓発となれば幸いである。

蝶形骨の骨吸収抑制薬関連顎骨壊死後の処置および経過：骨吸収抑制薬関連顎骨壊死の診断後、ゾレドロネートの休薬を継続したが、前立腺がんの進行は落ちついていた。しかし、上顎骨脱落の9ヵ月後に、右側上顎結節相当部後方の翼口蓋窩より排膿を認めた。その直後に、側頭部の激しい腫脹のため救急外来を受診し、蝶形骨に骨吸収抑制薬関連顎骨壊死と腐骨が進展し、側頭窩膿瘍、眼窩内膿瘍を形成した（**図6**）。積極的な感染巣の洗浄や抗菌薬投与を行うも、急性炎症を繰り返し起こし、上顎骨脱落よりおよそ1年後のCTでは、蝶形骨の後半に骨吸収抑制薬関連顎骨壊死が拡大し（**図7**）、脳膿瘍を危惧した矢先に永眠された。

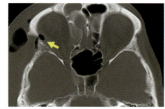 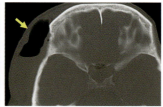

図❻　上顎骨脱落後9ヵ月のCT画像。矢印：側頭窩膿瘍、眼科内膿瘍

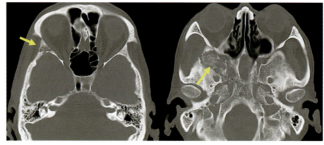

図❼　上顎骨脱落後約1年のCT画像。矢印：蝶形骨、頭蓋底の骨壊死

黒柳範雄
Norio KUROYANAGI　　碧南市民病院　歯科口腔外科　口腔ケアセンター　〒447-8502　愛知県碧南市平和町3-6

顎骨の異常

Q.03 X線写真で認められた根尖部透過像

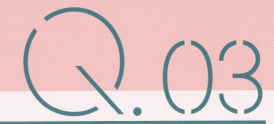

患者 21歳、女性
主訴 2̲根尖部透過像の精査と加療
現病歴 叢生のため矯正治療を希望し、当院矯正歯科を受診した。矯正前のX線検査において、2̲の根尖部に透過像が認められ、精査と加療のため保存科を紹介されて来科した。
既往歴 特記事項なし
現症 2̲に自発痛や打診痛、根尖部圧痛や歯肉腫脹は認められなかった（図1）。また、電気歯髄診には正常反応を示した。歯周組織検査では、プロービングデプスは全周2mm以下であり、動揺も認められなかった。

X線写真所見 2̲に根尖部を取り囲む透過像が認められ、透過像内部に不透過性の小塊も認められた（図2）。CBCT撮影を行ったところ、2̲根尖部に歯根膜腔と連続した透過像を認め、唇側の皮質骨は一部菲薄化していた（図3）。

病理組織検査 確定診断のため、2̲根尖部の生検および病理組織検査を行った（図4）。

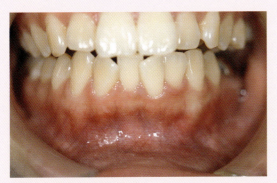

図❶ 初診時の口腔内写真

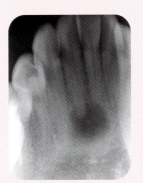

図❷ 初診時のX線写真

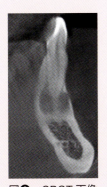

図❸ CBCT画像

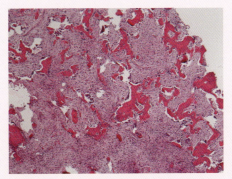

図❹ 根尖部の病理組織像①

最も疑われる疾患名は？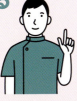

❶ 歯根嚢胞
❷ 根尖性歯周炎
❸ 静止性骨空洞
❹ セメント質骨異形成症

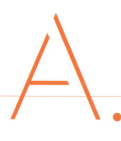

④ セメント質骨異形成症

セメント質骨異形成症は顎骨骨体部に発生する非腫瘍性疾患であり、40代以降の女性に多くみられ、下顎前歯部や臼歯部に好発する。臨床症状に乏しく、X線写真において偶然に発見されることが多い。初期は根尖部歯根膜腔の拡大に始まり、次第に根尖に連続する境界明瞭なX線透過像となり、中期には透過像内に不正型な小塊状の不透過像が出現し、成熟期には塊状の不透過像を呈する。病理組織所見では、初期には線維芽細胞および線維性結合組織の増生が主体を占め、病変が進むにつれてセメント芽細胞や骨芽細胞が出現し、塊状ないしは梁状のセメント質様硬組織が形成される。成熟期になると周辺部を残して病巣全体がこれらの硬組織で占められる。一般的に、感染や不快症状を起こさないかぎり治療は必要とせず、経過観察を行う場合が多い。根尖部のX線透過像を根尖膿瘍と誤診しやすく、不用意に根管治療を行い感染を生じさせると難治性となるため注意が必要である。

本症例においては、X線透過像を認め、組織学的には線維性結合組織と骨様組織の増生を（図5）、また骨様組織の周囲には骨芽細胞および破骨細胞と考えられる多核巨細胞を認め（図6）、初期から中期の病態と考えられた。先に述べたとおり一般的には処置の必要はないが、本症例では矯正的要件からスペース確保のために｢2｣抜歯と病巣部分の摘出を行うこととなり、現在まで良好に経過している。

【参考文献】
1) 大倉一徳：顎骨に生じた限局性セメント質骨異形成症の臨床病理組織学的研究. 口腔病学会雑誌, 68(1), 2001.
2) 田中健雄, 佐藤 徹, 野上喜史, 栃原しほみ, 中川洋一, 浅田洸一, 石橋克禮：セメント質骨異形成症の臨床的, 病理学的検討. 日本口腔科学会雑誌, 54(2), 2005.
3) 山田真一郎, 内田啓一, 高田匡基, 嶋田勝光, 落合隆永, 杉野紀幸, 長谷川博雅, 各務秀明, 田口 明：セメント質過形成を伴う下顎第三大臼歯に発生した骨性異形成症の1例. 歯科放射線, 56(2), 2016.

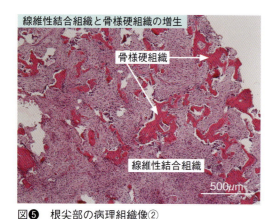

図❺ 根尖部の病理組織像②

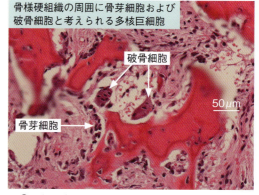

図❻ 根尖部の病理組織像③

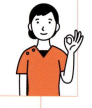

平尾功治[1]　二宮雅美[2]　湯本浩通[2]
Kouji HIRAO　Masami NINOMIYA　Hiromichi YUMOTO

1) 徳島大学大学院医歯薬学研究部　歯科保存学分野　　2) 同　歯周歯内治療学分野
〒770-8503　徳島県徳島市蔵本町3丁目18-15

顎骨の異常

Q.04 右下顎のび漫性腫脹

患者 10歳、女児
主訴 右下顎の腫れ
既往歴・家族歴 とくになし
現病歴 バレーボールの練習中にチームメイトの肘が右下顎に当たり、同部位の腫れを自覚するようになった。約半年後、近医耳鼻科でインフルエンザの治療を受けたとき、主治医より右下顎腫脹を指摘され、紹介にて当科を受診した。
現症
口腔外所見 右下顎にび漫性の腫脹を認めた。口唇の知覚鈍麻は認められなかった（図1）。
口腔内所見 ｜43｜は萌出しておらず、｜D｜を認め、｜5｜の近心傾斜を認めた（図2）。
X線所見 パノラマX線写真では右下顎骨体に病変を認め、｜43｜の埋伏を認めた（図3）。また、CTでは病巣と周囲骨との境界は比較的明瞭であった（図4）。
血液検査所見 アルカリフォスファターゼ835U/L（正常値：106～322）、クレアチニンキナーゼ202U/L（正常値：41～153）とやや高値を示したが、その他、とくに異常は認められなかった。

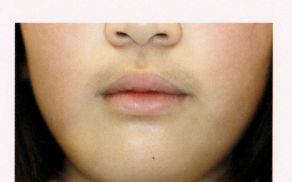

図❶ 初診時の顔貌は右下顎にび漫性の腫脹を認めた

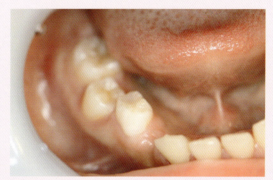

図❷ ｜43｜は萌出しておらず、｜D｜の残存を認めた

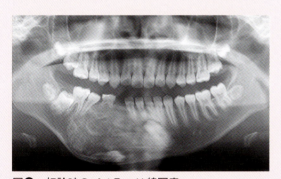

図❸ 初診時のパノラマX線写真

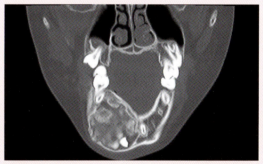

図❹ CT所見では病巣と周囲骨との境界は比較的明瞭であった

最も疑われる疾患名は？

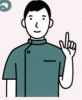

❶ セメント質骨性異形成症
❷ 家族性巨大型セメント質腫
❸ 線維性骨異形成症
❹ 骨形成線維腫

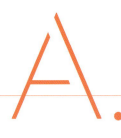

❹ 骨形成線維腫

口腔内に発症する腫瘍性病変は、歯原性腫瘍と非歯原性腫瘍に大別される。そのうち、顎骨内に発症する腫瘍は歯原性腫瘍が多くを占めている。WHOの2005年の分類では、「歯原性上皮からなり……」、「歯原性上皮と歯原性外胚葉……」、「間葉性あるいは……」、「骨関連性病変」の4つに分類されていた。2007年には3分類に改訂され、新たに2017年の分類となっている。

本症例は10歳と若年者であり診断を確実にするため、患者家族の同意も得たうえで全身麻酔下での下顎骨生検を行った。

病理組織診断は線維性骨性病変であった（図5）。線維性骨性病変は、セメント質骨性異形成症・家族性巨大型セメント質腫・線維性骨異形成症・骨形成線維腫に分けられる。

患者は右下顎の腫れを主訴に受診しており、顎骨膨隆が一般的に起こらないことからセメント質骨性異形成症を否定し、家族歴にとくに異常は認められないことより、家族性巨大型セメント質腫を否定した。さらに、X線所見から線維性骨異形成症は病変と正常骨との境界が移行的であることより、本症例では否定的と思われ骨形成線維腫と診断した。また、2017年の新WHO分類によれば歯原性由来の病変であることより、良性間葉性歯原性腫瘍のセメント質骨形成線維腫に分類されるものと思われた。

骨形成線維腫の処置法は、一般的には切除・摘出を基本とするが、大きさによっては顎切除となる場合もある。本症例は年齢的に成長期であり、精神的なサポートも必要と思われる。現在外来にて定期的な経過観察を継続中であるが、右下顎の膨隆、口唇の知覚鈍麻は認められていない（図6）。

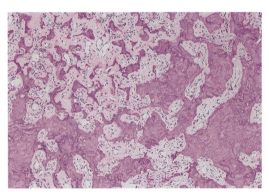

図❺ 既存の海綿骨から連続して、不規則な石灰沈着を伴う網目状のWoven boneの形成と線維性間質増生を認める。骨梁辺縁には破骨細胞が散見されるが、あきらかな骨芽細胞の縁取りは不明である。骨（セメント質）成分有意の線維性骨病変を示す

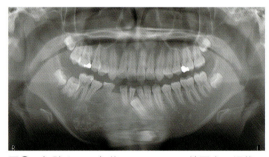

図❻ 初診より2年後のパノラマX線写真。埋伏した 4 3 の移動を認める

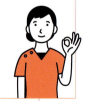

兵東 巖
Iwao HYODO　　岐阜市民病院　歯科・口腔外科　〒500-8513　岐阜県岐阜市鹿島町7-1

顎骨の異常

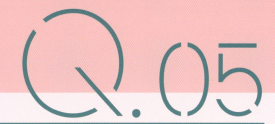

顎骨に疼痛を認める病変

患者 17歳、女子
主訴 右側下顎の腫脹・疼痛
既往歴 左側踝骨骨髄炎（当科初診9年前に手術）、脛骨骨髄炎（自然治癒）
現病歴 当科初診の数年前から右側下顎部に疼痛を自覚。当科初診1年6ヵ月前に同部の疼痛を主訴に、整形外科を受診しMRI検査を施行されたが、う蝕による反応性変化と診断されていた。当科初診1ヵ月前より再度同症状が増強してきたため、当科紹介受診となった。
現症 体格中等度、栄養状態は良好。右側下顎部に軽度の腫脹を認め、右側顎下リンパ節には圧痛を伴う10mm大の可動性のあるリンパ節を触知した。口腔内所見として、6部歯肉に軽度の腫脹と圧痛を認め、5および6に打診痛を認めた。また、7〜4は生活歯であり、オトガイ神経領域の知覚異常は認めなかった。
初診時血液検査 白血球数 $67×10^2/\mu L$、赤血球数 $422×10^4/\mu L$、ヘモグロビン 12.0g/dL、CRP 0.2mg/dL、AMY 142U/L、Alb 4.5g/dL、血沈 12mm。
画像所見 パノラマX線写真（図1）では、5および6根尖部から下歯槽神経を越えて骨透過像および、骨硬化像の混在する境界不明瞭な病変を認めた。CT所見（図2）のaxial像では、6から下顎枝前縁に至る骨溶解像と骨硬化像の混在した像が認められ、6部頬側皮質骨には骨欠損像が認められた。coronal像では下歯槽管を越えて同様の境界不明瞭な骨欠損像を認め、一部下顎骨下縁にも及んでいた。骨シンチグラフィ（図3）では同部に強い集積像が認められた。

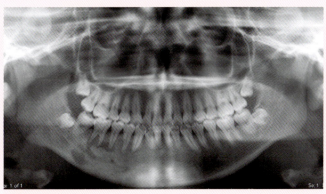

図❶ 初診時のパノラマX線写真

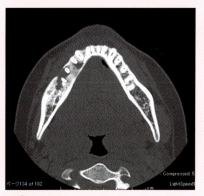

図❷ 初診時のCT画像

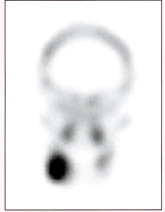

図❸ 初診時の骨シンチグラフィ画像

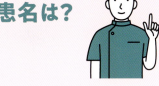

最も疑われる疾患名は？

❶ ランゲルハンス細胞組織球症
❷ 悪性リンパ腫
❸ 下顎骨骨髄炎
❹ 骨肉腫

① ランゲルハンス細胞組織球症

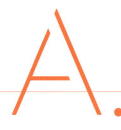

ランゲルハンス細胞組織球症（Langerhans Cell Histiocytosis：LCH）は、抗原提示細胞である骨髄に起源を有するランゲルハンス細胞が、単クローン性に異常増殖を来す稀な疾患である。

経過：本症例は右側下顎部に疼痛と腫脹があり、パノラマX線写真にて右側下顎骨に境界不明瞭な透過像を認めた。生検では、炎症細胞浸潤を伴う肉芽組織との診断が得られた。

診断および加療目的で、全身麻酔下にて、肉芽組織の除去および掻爬を行った。病理組織学的所見にて、慢性炎症性細胞浸潤や炎症性肉芽組織を有し、好酸球浸潤がやや目立つ領域があり、好酸性の胞体をもつ異型組織球様細胞の増生がみられ、核は不規則で多核を示すものもみられた。免疫染色でもCD1aおよびS-100蛋白に陽性を示し、Langerinにおいても陽性を示したことから、LCHの診断が得られた。そのため、血液内科と相談のうえ、その後は経過観察とした。

術後2年8ヵ月のパノラマX線写真では、骨の増生を認め、LCHの再燃を疑う所見はない。

ランゲルハンス細胞組織球症の特徴・原因：LCHはhistiocytosis Xと呼ばれ、好酸球肉芽腫症、Letterer-Siwe病、Hand-Schuller-Cristian病の3型に分類されていた。しかし、これらはすべてランゲルハンス細胞由来の疾患であることが証明されたことから、これらを一括してLCHと称するようになった。近年では単一臓器単病変型（SS型）、単一臓器多病変型（SM型）、多臓器多病変型（MM型）に大別されている。MM型ではリスク臓器に浸潤があるリスク臓器浸潤陽性と陰性に分類される。多臓器型になるにつれて患者は低年齢化し、再発率や死亡率も上昇する。

本疾患の成因はいまだ不明で、顎口腔領域における好発部位は下顎臼歯部から下顎枝部とされている。X線所見では孤立性ないし多発性の境界明瞭な打ち抜き像を示すものと、境界不明瞭な像を示すものがあり、囊胞性病変、骨髄炎、中心性巨細胞肉芽腫、悪性腫瘍との鑑別が困難である。

LCHの治療方針は、病型により異なる。SS型では自然治癒例もみられるが、単臓器病変の場合、外科的掻爬、ステロイドの局所注入、放射線療法が行われ、多臓器病変に対しては化学療法やステロイド療法が選択されることが多い。

本症例では、既往に踝骨と脛骨の骨髄炎があったが、脛骨に関しては自然治癒していたことから、踝骨・脛骨についてもLCHと考えられ、本症例はSM型のLCHであったと考えられる。

顎骨に発生したLCHの臨床症状は、骨痛や腫脹、開口障害、歯の動揺、病的骨折などであり、X線所見では骨破壊像を示し、骨膜反応を認めることもある。これらの症状を認める症例においては、LCHを念頭においた慎重な診断が必要である。

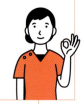

山川延宏[1]　Nobuhiro YAMAKAWA　　桐田忠昭[1,2]　Tadaaki KIRITA

1）奈良県立医科大学医学部　口腔外科学講座　〒634-8521　奈良県橿原市四条町840
2）平成記念病院　歯科口腔外科　〒634-0813　奈良県橿原市四条町827

顎骨の異常

Q.06 下顎前歯部の透過性病変

患者 67歳、女性
主訴 右側下顎前歯部の透過性病変
既往歴 特記事項なし
現病歴 近医で右側下顎前歯部の透過性病変を指摘され、精査加療依頼にて当科紹介となった。
現症　口腔外所見 顔貌対象、頸部リンパ節に腫大なし。その他、特記所見を認めず。
口腔内所見 ３｜２歯間の離開を認めた（図1）。両歯とも電気歯髄診にて反応があり、生活歯であった。周囲歯肉に異常所見はなく、歯牙の動揺や自発痛・打診痛も認めなかった。また、右下唇およびオトガイ部の知覚異常もなかった。
画像所見 パノラマX線写真にて、３｜と２｜の歯根離開および同部に根尖付近まで至る骨透過像を認めたが、あきらかな歯根吸収は認めなかった（図2）。

CT画像にて、３２｜歯根間の歯槽骨内に境界明瞭で類円形の透過像を認め、頬舌的な骨膨隆と頬舌側皮質骨の菲薄化を認めた（図3）。

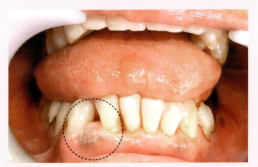

図❶　初診時の口腔内写真

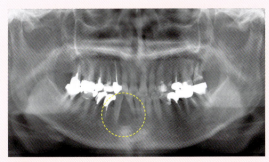

図❷　同、パノラマX線写真

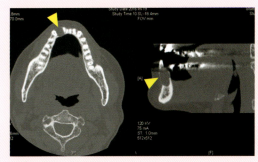

図❸　同、CT画像

最も疑われる疾患名は？

① 咬合性外傷による歯槽骨吸収
② 歯根嚢胞
③ エナメル上皮腫
④ 中心性歯原性線維腫

017

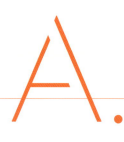

④ 中心性歯原性線維腫

本症例では歯原性腫瘍を疑い生検を行ったところ、歯原性線維腫との診断を得た。歯原性線維腫は、中胚葉組織である歯小嚢や歯根膜に由来する間葉系良性腫瘍で、顎骨内に生じる中心性歯原性線維腫と、外骨性に生じる周辺性歯原性線維腫に分類される。病理組織学的には、生物学的活性が低い歯原性上皮を散在性に含む線維性組織の増生から成り、比較的発生頻度の低い稀な疾患である[1~3]。

本腫瘍はX線検査を行った際に偶然発見されることが多いが、特異的なX線所見に乏しく、他の顎骨内腫瘍性病変や囊胞性病変との画像診断での鑑別は困難とされている[4]。そのため、診断および治療方針立案には、生検による病理組織学的診断が必須となる。本症例でも病理組織像で特徴的な所見が確認され、免疫組織化学染色でも歯原性上皮胞巣が陽性を示したことより診断に至った（図4、5）。

中心性歯原性線維腫は10~30歳代の若年者に比較的多く、性差はなく、発育は緩慢で、無痛性、無症状に進行することが多い[5]とされている。発生部位は下顎臼歯部に多く[5]、本症例のように下顎前歯部に認められる症例は比較的稀である。

歯原性線維腫の治療法は、腫瘍関連歯の抜歯と、腫瘍の摘出および搔爬が推奨されている。本症例でも 3 2| の抜歯および顎骨腫瘍摘出術を施行した（図6）。病変は灰白色で充実性、大きさは10×17mmであった。術前X線所見では判然としなかったものの、 3 2| 歯根の隣接面にはわずかな吸収が認められた（図7）。現在まで経過は良好であるが、頻度は少ないものの再発例が報告されていることから、長期間の経過観察が必要と考えられる。

【参考文献】

1）Daskala I, Kalyvas D, et al.: Central odontogenic fibroma of the mandible: a case report. J Oral Sci, 51: 457-461, 2009.
2）Shiraishi T, Uehara M, et al.: A case of central odontogenic fibroma in a pediatric patient: Mandibular reconstruction with parietal bone. J Oral Maxillofac Surg Med and Pathol, 27: 361-365, 2015.
3）Santoro A, Pannone G, et al.: Central odontogenic fibroma of the mandible: A case report with diagnostic considerations. Ann Med Surg(Lond), 5: 14-18, 2016.
4）Kaffe I, Buchner A: Radiologic features of central odontogenic fibroma. Oral Surg Oral Med Oral Pathol, 78: 811-818, 1994.
5）Calvo N, Alonso D, et al.: Central odontogenic fibro- ma granular cell variant: A case report and review of the literature. J Oral Maxillofac Surg, 60: 1192-1194, 2002.

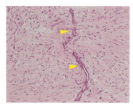
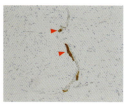

図❹ 病理組織像（H-E染色）　　図❺ 免疫染色像（AE1/AE3）

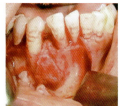
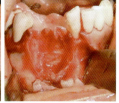
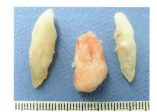

図❻ 術中写真　　図❼ 摘出標本

谷池直樹　Naoki TANIIKE　　向仲佑美香　Yumika MUKAINAKA　　神戸市立医療センター中央市民病院　歯科口腔外科　〒650-0047　兵庫県神戸市中央区港島南町2-1-1

顎骨の異常

Q.07 耳下腺咬筋部のび漫性腫脹

患者 60代、男性
主訴 右側耳下腺咬筋部の腫脹
現病歴 初診の10日前、右側耳下腺咬筋部に無痛性のび漫性腫脹が生じたため近在歯科を受診したが、歯に問題はないとのことで経過をみるようにいわれた。しかしその後、同部に開口時痛を認めるようになったため、当科での精査・加療を希望して来科した。
既往歴 5年前に腎がんにて左側腎全摘術を受けているが、経過は良好とのことである。
現症 右側耳下腺咬筋部はび漫性に腫脹し（図1）、右側オトガイ神経支配領域には知覚鈍麻が認められた。口腔内では、右側下顎枝前縁相当部の粘膜下に膨隆が認められたが、表面粘膜は正常であった。パノラマX線写真上の右側下顎枝に、境界が比較的明瞭な骨吸収像が認められ、病的骨折を来していた（図2）。

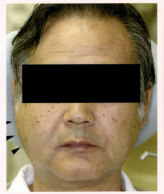
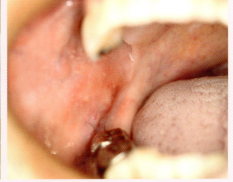

図❶ 初診時の顔貌および口腔内写真

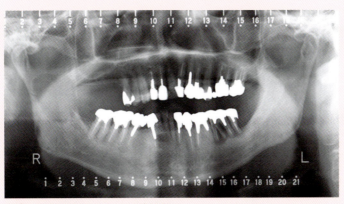

図❷ 初診時のパノラマX線写真

最も疑われる疾患名は？

① 下顎骨骨髄炎
② 原始性嚢胞
③ 腎がんの下顎骨転移
④ 下顎歯肉がん

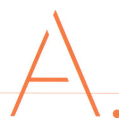

③ 腎がんの下顎骨転移

診断のポイント：本症例の症状は、右側耳下腺咬筋部の無痛性のび漫性腫脹であるが、症状出現時、感染症であれば必ず伴うといってよい疼痛がないことから、歯性感染症などの炎症は否定的である。感染症以外の疾患としては、腫瘍ないしは嚢胞性疾患をまず考えなければならないが、腫脹の部位からすると咬筋もしくは下顎枝内の病変が疑われる。

そこで、触診を行い、腫脹の主座がどこにあるのかを確認する必要がある。触診にて、右側下顎枝前縁相当部の粘膜下に膨隆が認められ、表面粘膜は正常であったことから、下顎枝内の病変が増大して耳下腺咬筋部に腫脹を来したと考えられる。ここで初めて、パノラマX線写真を撮影し、下顎枝内部の状態を確認する。視診、触診を疎かにして最初にパノラマX線写真を撮影することは厳に慎まなければならない。

パノラマX線写真をみると、下顎枝内に境界比較的明瞭な骨吸収像が認められ、病的骨折を来している。初診時に、右側耳下腺咬筋部の開口時痛を訴えていたが、これは病的骨折によるものと考えられ、画像からも感染症は否定的であり、腫瘍性あるいは嚢胞性の疾患を疑う必要がある。ここで考えなければならない点はオトガイ領域の知覚鈍麻で、下顎骨骨髄炎などの炎症性疾患が考えられないのであれば、悪性腫瘍が強く疑われる。パノラマX線写真上で認められた吸収像は、歯肉がんの骨浸潤のような陰影ではなく、顎骨中心性に生じたように見受けられる。したがって、最も疑われる疾患は顎骨中心性がん、つまり、顎骨の内部に生じた悪性疾患ということとなり、生検を施行した。

その結果、病理組織学的に腎がんの下顎骨転移と診断された（図3）。口腔領域に転移を来す悪性腫瘍の原発臓器としては、肺、子宮、腎の順で多いとされている。原発臓器における自覚症状が乏しい場合には、転移巣が発見された後に原発部位があきらかになることも少なくない。また、原発巣が制御されているからといって、転移を否定できるものではない。

本症例では、下顎骨転移に加え肺転移もあきらかとなり、化学療法を施行することとなった。

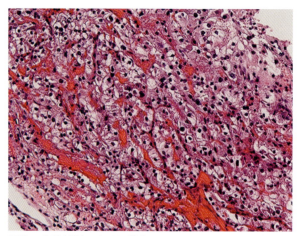

図❸　生検材料の病理組織像

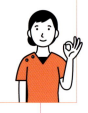

山本哲也　Tetsuya YAMAMOTO　高知大学医学部　歯科口腔外科学講座　〒783-8505　高知県南国市岡豊町小蓮185-1

顎骨の異常

Q.08 上顎の慢性疼痛

患者 73歳、女性
主訴 上顎右側顎堤部の疼痛
現病歴 当科初診の約6ヵ月前から上顎右側顎堤（654|相当）部の疼痛を自覚するようになり、近在歯科医院を受診した。義歯の調整を継続していたが症状の改善を認めないため、精査目的で当院へ紹介受診となった。7|の経過は不明であるが、654|は約1年前に抜歯が施行されていた。
現症　口腔外所見 顔貌は左右対称で、右側頬部および頸部リンパ節の腫脹は認めなかった。
口腔内所見 上顎右側顎堤粘膜および周囲組織は正常で圧痛もなく、あきらかな炎症所見は観察されなかった（図1）。
画像所見　パノラマX線およびCT画像 上顎右側顎骨に異常所見は認めなかった（図2）。
臨床検査所見 白血球数 6,800/μL（好中球：59.5％、好酸球：0.3％、好塩基球：2.9％、探求5.2％、リンパ球32.1％）、CRP 0.10mg/dL。

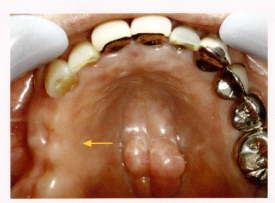

図❶　初診時の口腔内写真。上顎右側顎堤および周囲組織にあきらかな炎症所見は観察されない（矢印）

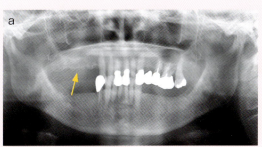

図❷　X線検査画像。パノラマX線（a）およびCT画像（b）において、上顎右側顎骨に異常所見は認めない（矢印）

最も疑われる疾患名は？

① 慢性顎骨骨髄炎
② 特発性三叉神経痛
③ 神経障害性疼痛
④ 非定型顔面痛

021

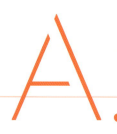

A. ① 慢性顎骨骨髄炎

　歯の欠損部（顎堤部）の疼痛や開口障害などの症状がある場合は、臨床所見で炎症所見を認めなくとも、骨髄炎の精査が必要である。

　慢性顎骨骨髄炎は、急性骨髄炎の経過で慢性骨髄炎に移行するものが多く、その臨床像は瘻孔形成や持続的排膿などである。それに対して、本症例のように、急性症状を伴わずに発症する慢性顎骨骨髄炎も存在する。これは、起炎菌が弱毒菌であるか、宿主の抵抗力が強いことが発症要因と考えられている。

　顎骨骨髄炎の診断には、臨床検査およびパノラマX線、CT、MRI、骨シンチグラフィー（99mTc-MDP/HMDP）などの画像検査を行う。とくに、骨髄炎の範囲を診断するにはMRIまたは骨シンチグラフィー検査を用いるのが有用とされる。PET検査も有効とされるが保険適応外である。MRI画像所見は、急性顎骨骨髄炎では、浮腫や充血などを反映して、T1強調像で低信号、T2強調像・STIR像で高信号を示し、慢性顎骨骨髄炎では、T1強調像・T2強調像ともに不整な低信号を示す骨硬化性変化がみられるようになる。ただし、慢性骨髄炎の中に活動性の病巣があれば、そこは急性期と同じ信号パターンを示す。

　本症例では、血液検査で炎症を示す所見はなく、パノラマX線およびCT画像においても顎骨の変化は示されなかった。しかし、MRI画像ではT2強調像・STIR像にて高信号が認められた（図3）。これらの所見から、活動性病巣が混在する慢性顎骨骨髄炎と診断した。

　治療法は、薬物療法、外科療法（骨穿孔法、皮質骨除去、顎骨離断など）、還流療法、高圧酸素療法などである。なかでも、抗菌薬投与による薬物療法を第一選択とする施設が多いと推測される。抗菌薬の選択は種々あるが、14員環系マクロライド系抗菌薬の長期投与が有効な治療法の一つとされる。14員環系マクロライド系抗菌薬の作用機序については不明な点も多いが、抗菌作用以外に、細菌に対するエラスターゼ産生抑制やバイオフィルムの破壊、形成抑制効果、マクロファージの分化促進作用やサイトカイン産生抑制などによる抗炎症作用、気道分泌抑制効果などが挙げられている。

　本症例ではClarithromycin（CAM）の少量（200mg/day）投与を約3ヵ月間継続し、症状の改善が得られた。また、CAMで効果が得られなくとも、Roxithromycin（RXM）の長期投与で改善される症例も散見されるため参考にされたい。

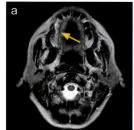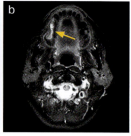

図❸　MRI画像。T2強調像（a）およびSTIR像（b）で高信号を認める（矢印）

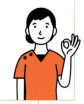

田中茂男
Shigeo TANAKA　　日本大学松戸歯学部　口腔外科学講座　〒271-8587　千葉県松戸市栄町西2-870-1

Q.09 顎骨に発生した透過性病変

顎骨の異常

患者 17歳、男子
主訴 右下顎歯肉の腫脹、疼痛
既往歴・家族歴 特記事項なし
現病歴 当科初診の2ヵ月前より右側下顎歯肉の腫脹および疼痛を認め、近医歯科を受診。右側下顎埋伏歯および透過像を指摘され、当科を紹介受診した。
現症 体格は中等度、栄養状態は良好。
口腔外所見 右側下顎部に軽度腫脹を認めたが、開口障害は認めなかった。オトガイ皮膚に知覚異常は認めず、所属リンパ節にも異常所見は認めなかった。
口腔内所見 7|遠心歯肉に軽度腫脹と圧痛を認めた。7 6|に打診痛や動揺は認めず、歯髄電気診にて生活反応を認めた。舌に知覚異常は認めなかった。
画像所見 パノラマX線写真にて、右下顎骨体部から下顎枝にかけて透過性病変が認められ、病変内には埋伏歯を、下縁部には骨膜反応を認めた（図1）。またCTにて、6|から下顎枝にかけて骨膨隆性変化を示す病変を認めた。さらに、病変と接する舌側皮質骨に骨欠損を認めた（図2a）。病変により、下歯槽神経血管束は下方へ圧排偏位していた（図2b）。7 6|根尖部はわずかに吸収を疑う像を認めたが、あきらかではなかった。

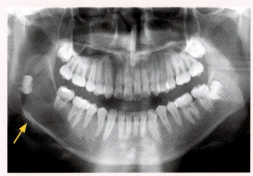

図❶ 初診時のパノラマX線写真。病変内には埋伏歯を、下縁部には骨膜反応を認めた（矢印）

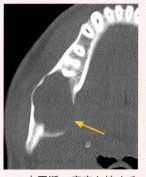

a：水平断。病変と接する舌側皮質骨に骨欠損を認めた（矢印）

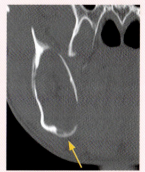

b：冠状断。病変により、下歯槽神経血管束は下方へ圧排偏位していた（矢印）

図❷ 初診時のCT画像

最も疑われる疾患名は？

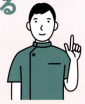

① 歯原性角化囊胞
② 歯根囊胞
③ 含歯性囊胞
④ エナメル上皮腫

A.

① 歯原性角化嚢胞

歯原性角化嚢胞（odontogenic keratocyst：OKC）は、2005年のWHO分類で良性腫瘍として、角化嚢胞性歯原性腫瘍（keratocystic odontogenic tumor：KCOT）の名称で扱われていたが、2017年のWHO分類以降、再び嚢胞として分類され、歯原性角化嚢胞の名称に再度修正された。

本疾患は10～30代に多く、男女比は1.5：1との報告がある。顎骨中心性に発生し、上顎より下顎に多く、大臼歯部から下顎枝に好発する。

顎骨の膨隆を訴えて来院する症例は比較的少なく、主訴の多くは歯科治療時のX線検査で偶然発見されたり、二次感染による疼痛や腫脹である。嚢胞の内容物は白色粥状やオカラ状の角化物を含んでいることが多い。

画像所見では単房性が約75％、多房性が約25％で、境界明瞭な透過像を呈する。臨床所見はエナメル上皮腫と共通することが多いが、隣接する歯根の著明な吸収は少ない。被膜は薄く、嚢胞壁内に娘嚢胞や小上皮塊が存在することもあり、これが再発の原因とされる。

摘出後の再発が多いとの理由から、顎骨の辺縁切除または区域切除が適応されたこともあったが、現在では保存的な縮小手術が適応されることが多い。再発率は13～26％、術後5年以内の報告が多く、その70％がX線画像において最大径が40mm以上の症例であったとの報告がある。

自験例は局麻下に生検を施行し、OKCの病理組織学的診断を得た。生検時に開窓術も併施しており、開窓腔より局所洗浄を行い嚢胞の縮小を待ってから摘出し、一定の期間経過後に病変の残存の有無を含めた瘢痕組織の反復摘出を行った。術後も定期的な画像検査を中心に長期的な経過観察を行っていく必要がある。

【参考文献】
1）内山健志，大関 悟（監著），近藤壽郎，坂下英明，片倉 朗（編著）：カラーアトラス サクシンクト口腔外科学 第4版．学建書院，東京，2019．
2）栗田賢一，覚道健治，柴田考典，又賀 泉，久保田英朗（編）：第4版 SIMPLE TEXT 口腔外科の疾患と治療．永末書店，京都，2016．
3）榎本昭二，道 健一，天笠光雄，小村 健（監）：最新口腔外科学 第5版 Oral and Maxillofacial Surgery．医歯薬出版，東京，2017．

川口 泰
Yasushi KAWAGUCHI　市立釧路総合病院　歯科口腔外科　〒085-0822　北海道釧路市春湖台1-12

顎骨の異常

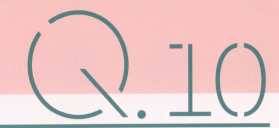

Q.10 顎骨内の透過性病変

患者 44歳、女性
主訴 左側下顎埋伏智歯部の透過性病変の精査
家族歴　既往歴 特記事項なし
現病歴 2020年8月に右側下顎臼歯部に自発痛が出現し、近医歯科を受診。8｜周囲炎と診断されたが、パノラマX線写真で左側下顎埋伏智歯部歯冠周囲に透過像を認めたため、当科での精査を勧められ、紹介受診となった。
全身所見 体格中等度。栄養状態良好であった。
局所所見 顔貌左右対称、下顎智歯は両側ともに完全埋伏歯であり、口腔内より歯は確認できなかった。｜8相当部歯肉に軽度の圧痛を認めたが、｜8相当部の周囲歯肉には炎症所見は認めなかった。左側下顎大臼歯部にあきらかな骨の膨隆は認めなかった。
画像所見 パノラマX線写真にて両側下顎に埋伏智歯を認め、｜8の歯冠周囲に類円形のX線透過像を認めた（図1）。デンタルX線写真では、CEJ付近より歯冠全体を取り囲む、類円形で境界明瞭な透過像を認めた。｜7遠心根に歯根吸収像は認めなかった（図2）。CTにて、｜8歯冠周囲に内部がほぼ均一で境界明瞭な透過像を認めた。舌側皮質骨は一部菲薄化していたが、あきらかな骨の膨隆は認めなかった（図3）。

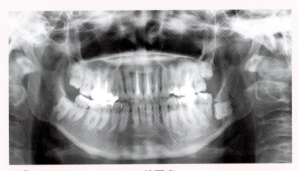

図❶　初診時のパノラマX線写真

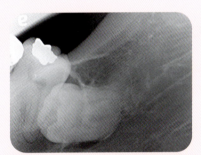

図❷　同、デンタルX線写真

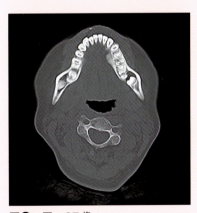

図❸　同、CT像

最も疑われる疾患名は？

① 含歯性嚢胞
② 歯原性角化嚢胞
③ 扁平歯原性腫瘍
④ エナメル上皮種

025

③ 扁平歯原性腫瘍

A.

処置および経過：全身麻酔下にて、腫瘍摘出術を施行した。左側下顎大臼歯部頬歯肉より粘膜骨膜弁を剥離し、骨削合すると、充実性の組織がみられた。腫瘍は単胞性であり、周囲組織との剥離は容易であった（図4）。腫瘍を摘出し、8┐については抜歯を行った。術後創部治癒は良好であり、現在術後1年を経過したが再発は認めていない。

病理組織学的所見：部分的に比較的軽度な炎症反応を伴う、線維性壁を認めた。裏打ちの上皮は扁平から立方形であり、壁内には上皮島が散在してみられた。しかし、それらの上皮島の上皮胞巣辺縁には細胞の柵状配列はみられず、腫瘍細胞に異型性は認めなかった（図5）。

病理組織学的診断：扁平歯原性腫瘍

●

　扁平歯原性腫瘍の発育は、一般的に緩慢で、臨床症状としては歯の動揺や歯肉の腫脹、骨様膨隆などの症状を認めることもあるが、本症例のようにX線撮影により偶然発見されることが多い。画像所見としては、単胞性のX線透過像と病変周辺の明瞭な骨硬化像を特徴とし、歯根吸収を認めることは稀とされている。比較的小さな病変では、初期診断において歯周炎や嚢胞と診断されることが多く、病理組織学的診断にて判明することが多い。

　一方、比較的大きな病変では局所浸潤性に発育し、時に多房性を示すものを認めることもある。また、広範な骨吸収を認めるものは、時に浮遊歯のような画像所見により、エナメル上皮腫や悪性腫瘍が疑われることもある。

　病理組織学的な特徴としては、高度に分化した扁平上皮からなる大小多数の索状を呈する腫瘍胞巣を認め、棘細胞型や類腱型のエナメル上皮腫に類似している。しかし、扁平歯原性腫瘍の胞巣の最外層は立方あるいは扁平な上皮細胞からなり、エナメル上皮腫にみられるような円柱上皮細胞の柵状配列は認めず、エナメル髄様構造も認めないことから、鑑別は比較的容易とされている。

　治療法については、掻爬や腫瘍摘出、あるいは局所的切除といった保存的外科処置で十分とされている。ただし、大きな腫瘍の場合は、臨床診断においてエナメル上皮腫や悪性腫瘍が疑われることもあり、顎骨切除を伴うような根治的な拡大切除が施行されている報告例も散見されるため、慎重に診断する必要がある。

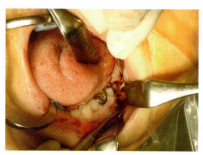

図❹　術中

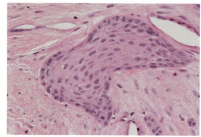

図❺　病理組織像

仲村秀明　Hideaki NAKAMURA　　松山博道　Hiromichi MATSUYAMA　　中橋一裕　Kazuhiro NAKAHASHI　　松阪市民病院　歯科口腔外科　〒515-8544　三重県松阪市殿町1550番地

顎骨の異常

Q.11 骨吸収を伴う表面滑沢な歯肉腫脹

患者 39歳、女性
初診 2020年4月
主訴 多数歯の抜歯依頼
現病歴 2020年3月ごろから右側下顎に歯肉腫脹を自覚したため、かかりつけ歯科医院を受診。同院にて右側下顎の歯肉腫脹以外にも口腔内全体に残根を多数認めたため、消炎および残根抜歯を目的に当科を紹介され受診。
既往歴・家族歴 特記事項なし
現症
口腔外所見 右側下顎部に軽度腫脹を認め、左右非対称を呈していた。また、右側下口唇の軽度知覚鈍麻を認めていた。頸部および顎下部に腫大したリンパ節は触知しなかった。
口腔内所見 右側下顎大臼歯残根とその周囲に弾性硬、表面滑沢な歯肉腫脹を認めた（図1）。
画像所見 パノラマX線写真を撮影したところ、右側下顎大臼歯部に辺縁不正な骨吸収像を認めた（図2）。
処置および経過 初診時、歯性感染症による歯肉腫脹よりも腫瘍性病変を強く疑い、CT撮影を行った（図3）。結果、右側下顎骨の不整な骨破壊とsunburst appearance様の骨膜反応を認めたため、下顎骨骨肉腫を第一に考え、PET/CT検査による全身検索（図4）および病理組織検査を行った（図5）。

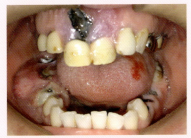
図❶ 初診時の口腔内写真

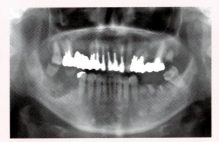
図❷ 同、パノラマX線写真

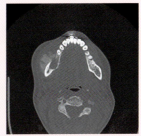
図❸ 同、CT像

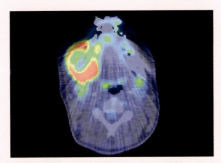
図❹ PET／CT写真

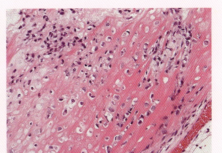
図❺ 病理組織写真（HE染色、20倍）。病変を構成する異型細胞は類骨形成を示す

最も疑われる疾患名は？
① 歯性感染症
② 下顎歯肉がん
③ 転移性口腔腫瘍
④ 下顎骨原発骨肉腫

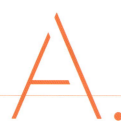

④ 下顎骨原発骨肉腫

悪性骨・軟部腫瘍は、全身の骨・関節および多くの軟部組織より発生する非上皮性悪性腫瘍である。American Cancer Society（アメリカがん協会）によると、原発性悪性骨腫瘍は全悪性腫瘍の約0.2％、原発性悪性軟部腫瘍は約1％程度と希少がん腫と位置づけられている[2]。さらに、頭頸部原発骨肉腫は骨肉腫全体の10％以下と非常に稀である。

原発性悪性骨腫瘍のうち骨肉腫やユーイング肉腫は10歳代の小児に好発するとされているが、頭頸部原発骨肉腫は30〜40歳代で高い傾向にある[2]。

画像診断ではCTの有用性が報告されており、腫瘍内骨新生、溶骨性変化、骨膜性骨新生などを確認でき、PET/CTでも他の悪性腫瘍同様にFDG高集積が確認される。

頭頸部原発骨肉腫の治療前の病理診断は重要であるが、細胞診では診断が困難なこともあり、生検組織診断が推奨されている。自験例でも穿刺吸引細胞診を行ったが確定診断には至らなかったため、組織採取を実施した経緯もあった。

一般的に限局性高悪性骨・軟部腫瘍では、全身薬物療法と局所根治切除により完治率60〜70％、患肢温存率80％と報告されている。一方、頭頸部原発骨肉腫では根治手術が優先されるものの、断端陽性に対しては補助療法として放射線治療の有用性も報告されている[3]。

予後については、頭頸部原発骨肉腫は解剖学的に安全域を維持できない症例も多く、四肢骨原発骨肉腫より局所再発率が高いとも報告されている。また、遠隔転移率は6〜20％と高くはないが、その多くは肺単独転移であり肺転移症例の5年生存率は10〜40％と著明に予後不良である[4]。

自験例は右下顎骨原発骨肉腫の診断にて右下顎骨半側切除、選択的頸部郭清術、筋皮弁による再建を施行し、術後補助療法として薬物療法6コースを行った。術後約1年9ヵ月後に単発の肺転移を認めたため肺切除を行い、現在は無病生存である。

【参考文献】
1) American Cancer Society: Cancer Facts and figures 2010. Atlanta, Ga: American Cancer Society, 2010.
2) Vassiliou LV, Lalabekyan B, Jay, et al.: Head and Neck sarcomas: A single institute series. Oral Oncol, 65: 16-22, 2017.
3) Chen Y, Shen Q, et al.: Osteosarcoma of head and neck : A retrospective study on prognostic factors from a single institute database. Oral Oncol, 58: 1-7, 2016.
4) Ferrari S, Briccoli A, et al.: postrelapse suevival in osteosarcoma of the extremities: prognostic factors for long-term survival. J Clin Oncol, 21: 710-715, 2003.

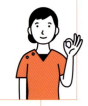

南川 勉
Tsutomu MINAMIKAWA　　北播磨総合医療センター　口腔外科　〒675-1392　兵庫県小野市市場町926-250

顎骨の異常

Q.12 下顎臼歯の根尖に認めた透過像

患者 23歳、女性
主訴 右側下顎骨の膨隆
既往歴 13歳時に右側下顎骨の無痛性の膨隆を主訴に、近在歯科医院より当院歯科口腔外科を受診した。組織生検により線維性骨異形成症と診断され、右側下顎骨の減量術を実施された。その際の病理組織学的診断において、線維性骨異形成症と診断された。
現病歴 23歳時に右側下顎骨の線維性骨異形成症の経過観察中に右側下顎骨の膨隆を自覚し、当科を受診した。右側下顎骨の膨隆は線維性骨異形成症によるものと診断され、減量術を予定された。術前のパノラマX線写真において、6┃根尖部に境界明瞭な透過像を指摘された（図1）。

現症
全身所見 体格は中等度。栄養状態は良好。四肢の骨格性異常および皮膚の褐色色素沈着は認めなかった。
局所所見 顔貌は左右非対称。右側頬部の腫脹を認めた。
画像所見 パノラマX線写真では、右側下顎骨体部から右側下顎枝部にかけて内部不均一なすりガラス様病変を認め、6┃の根尖相当部に境界明瞭な透過像を認めた。MRI画像において右側下顎骨体部にSTIRにてfluid-fluid levelの形成を伴う囊胞構造を認め（図2a・矢印）、Gd造影脂肪抑制T1強調像では、被膜部分に造影効果の増強が認められた（図2b）。

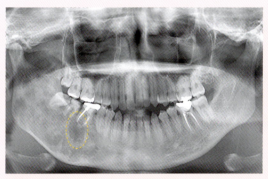

図❶ 初診時のパノラマX線写真

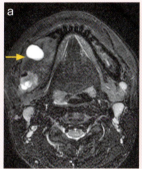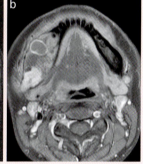

図❷ MRI画像。a：STIR、b：Gd造影脂肪抑制T1強調像

最も疑われる疾患名は?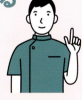

❶ 歯根囊胞
❷ 単純性骨囊胞
❸ 根尖性セメント質骨性異形成症
❹ 動脈瘤様骨囊胞

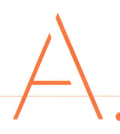

④ 動脈瘤様骨嚢胞

処置および経過：全身麻酔下で右側下顎骨にある線維性骨異形成症の減量術を実施した。その際、6̄の根尖部に認めた囊胞様病変を摘出した。術後、経過良好である。線維性骨異形成症を発症する二次性の動脈瘤様骨囊胞（aneurysmal bone cyst）は再発する可能性もあるため、線維性骨異形成症とともに引き続き経過観察を行っている。

病理組織学的所見：囊胞性病変の病理組織像では、囊胞壁内面には出血・ヘモジデリンの沈着、多核巨細胞を含む組織球浸潤を認め、裏層上皮はないことから、動脈瘤様骨囊胞と診断した（図3a、c）。内面と反対側には辺縁にある線維性骨異形成症に類似した硬組織が存在し、二次性の動脈瘤様骨囊胞と矛盾のない所見を認めた（図3b）。

解説：動脈瘤様骨囊胞は、Jaffe and Lichtenstein（1942）によって最初に報告され、四肢長管骨や脊椎に好発し、顎骨に発生することは稀とされる。動脈瘤様骨囊胞は骨内に発生し、破骨細胞型巨細胞を含む線維性中隔によって分離され、血液で満たされた単囊胞性または多囊胞性の裏層上皮は認めない偽囊胞である。CDH11および/またはUSP6遺伝子の再配列があることから、腫瘍性病変と考えるものもある。

臨床的には、無痛性もしくは有痛性の膨隆として自覚されることが多い。X線写真では、境界明瞭は単房性、多房性、蜂窩状あるいは石けん泡状の透過性病変として認められ、MRI画像においてfluid-fluid levels（図2a・矢印）を示すことが特徴とされる。

病理発生は、血管床の拡大による説や血管の破綻により生じた血腫の器質化や修復機転の異常など諸説あり、不明である。動脈瘤様骨囊胞には一次性（原発性）に発生するものと、線維性骨異形成症、巨細胞腫、軟骨芽細胞腫、骨化性線維腫、良性骨芽細胞腫、セメント質骨などのさまざまな骨病変に関連する二次性（続発性）のものがあり、二次性動脈瘤様骨囊胞にはCDH11およびUSP6遺伝子の再配列がないとの報告があることから、一次性と二次性で病変の成り立ちは異なる可能性がある。

動脈瘤様骨囊胞の治療は摘出搔爬術が一般的であるが、大きく破壊的な病変の場合は離断術などが必要な場合があるとされる。再発率は約10％とされる。

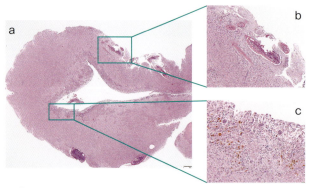

図❸ 病理組織像。a：HEx2、b：HEx10、c：HEx20

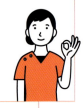

家森正志
Masashi YAMORI　滋賀医科大学医学部　歯科口腔外科学講座　〒520-2192　滋賀県大津市瀬田月輪町

顎骨の異常

Q.13 暗紫色の軟性膨隆

患者 83歳、男性

主訴 左側上顎臼歯部の疼痛・腫脹と食事困難

現病歴 10日前から左側上顎臼歯部に疼痛を生じ、3日前に左鼻出血があった。2日前に歯科訪問診療にて同部の腫脹を指摘され、疼痛・腫脹の増悪により経口摂取が低下したため、当科へ紹介となった。

既往歴 アルツハイマー型認知症（介護老人保健施設に入居中）、慢性閉塞性肺疾患（COPD）、気管支喘息、高血圧症、高尿酸血症、前立腺肥大。

現症 口腔外所見 左頬部鼻翼部から頬部に軽度腫脹あるも熱感はなく、皮膚は正常、知覚異常なし。

口腔内所見 左側上顎臼歯部に暗紫色の軟性膨隆を認め、波動を触知した（図1）。圧迫による退色は認めなかった。また、両側上顎歯肉頬移行部に線状瘢痕を認めた。

画像所見 パノラマX線写真で左上顎結節に多房性の骨吸収像を認め、また、上顎洞後壁とパノラマ無名線が一部不連続であった（図2）。

CT 左上顎洞を占拠する軟部陰影あり、上顎洞周囲から歯槽骨に溶骨性変化あり（図3）。

MRI 左上顎洞の病変はT1で高信号、T2で低信号の囊胞様で境界明瞭、内部性状は比較的均一であった（図4）。

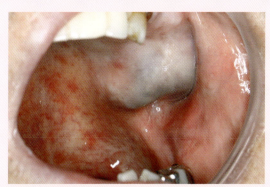

図❶ 初診時の口腔内写真

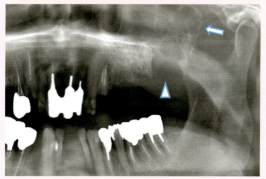

図❷ 同、パノラマX線写真

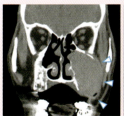 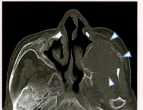

図❸ 同、CT（左：冠状断、右：水平断）

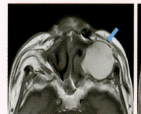 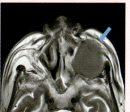

図❹ 同、MRI（左：T1強調像、右：T2強調像）

最も疑われる疾患名は？

① 血管腫
② 頬部膿瘍
③ 術後性上顎囊胞
④ 歯肉がん

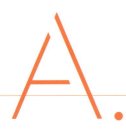

③ 術後性上顎嚢胞

本症例では熱感や発赤症状はなく、炎症性の腫脹とは考えにくい。さらにキーワードとなるのが上顎歯肉頰移行部の線状瘢痕であり、この所見から上顎洞根治術の既往が疑われる。またパノラマX線写真では骨破壊を疑うが、CTで骨膨張性の嚢胞様像を認め、さらにMRIで内部性状がほぼ均一な嚢胞様像を呈することから、悪性腫瘍や血管腫よりも嚢胞病変を強く疑う。よってこれらの結果からは、選択肢③を第一に疑った。

術後性上顎嚢胞は、副鼻腔炎の根治手術後の数年から十数年後に表れる嚢胞である。1990年代に内視鏡下鼻内副鼻腔手術（ESS）が普及するまでは、上顎洞炎に対して犬歯窩から開窓しアプローチする上顎洞根治術が広く行われていた。上顎洞根治術を受けてから発症までに長期間かかることが多く、本症例のように手術歴について患者からの申告がない場合もあるが、歯肉頰移行部の線状瘢痕を認め、かつ瘢痕側の固有上顎洞が狭窄または消失している場合は上顎洞根治術の手術歴があることが多い。

自覚症状として鼻閉、鼻漏、臭覚障害などの耳鼻科的症状や眼球突出、眼球偏位などの眼科的症状もあるが、歯科口腔外科的症状としては頰部腫脹や疼痛、上顎歯肉頰移行部の腫脹や歯痛、歯の違和感などが挙げられる。嚢胞は単房性が多いが、多房性の場合もある。術後性上顎嚢胞の根本治療は手術であり、近年ではESSによる嚢胞壁の鼻腔への開放が標準的とされている。

なお、本症例では重度のCOPDや認知症が背景にあり、全身麻酔のリスクが高く同手術の適応外と判断した。しかしながら嚢胞内圧が上がり腫脹・疼痛を生じていることから、まず口腔内の嚢胞部を試験穿刺し内容液がチョコレート色の粘稠液であることを確認し、かつ病理組織診を兼ねて口腔内の嚢胞壁を可及的に大きく切り取り、口腔へ嚢胞開窓した。病理組織では嚢胞壁の内面は呼吸上皮に裏打ちされており、選択肢③の確定診断に至った。術後は減圧が図られたことから痛みの訴えは消失し、食事摂取は問題なく回復し、現在も開窓が維持されている。

今後、超高齢社会が進行するにつれ、本症例のようにキーとなる既往歴が本人から聞き出せないケースや、基礎疾患により治療方針が悩ましいケースがこれまでより増えると予想される。

【参考文献】
1) 白砂兼光，古郷幹彦（編）：口腔外科学　第3版．医歯薬出版，東京，2010．
2) 島原政司，有吉靖則（編）：顎口腔領域におけるMRI診断　第2版．学建書院，東京，2010．
3) 高木　實（編）：口腔病理アトラス．文光堂，東京，1998．
4) 小山貴久：頭痛・頰部痛—航空性副鼻腔炎，副鼻腔嚢胞．耳鼻咽喉科・頭頸部外科　増刊号　フローチャートと検査一覧でひと目でわかる耳鼻咽喉科診療，92（5）：126-130，2020．

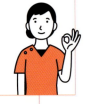

阿部陽子
Yoko ABE　　仙台赤十字病院　歯科口腔外科　〒982-8501　宮城県仙台市太白区八木山本町二丁目43-3

顎骨の異常

Q.14 多数の埋伏歯を伴う多発性顎骨嚢胞

患者 14歳、女子
初診 2019年8月
主訴 多発性顎骨嚢胞の精査
現病歴 2019年7月ごろより、オトガイ部の腫脹と疼痛および発熱を生じたため、近隣病院歯科口腔外科を受診した。臨床症状と各種検査により、顎骨嚢胞の感染と診断され、切開排膿と抗菌薬投与による消炎処置が行われた。画像検査にて、多発性の顎骨嚢胞と多数の埋伏歯が認められたため、精査加療を目的に紹介受診となった。
既往歴 小児喘息、アトピー性皮膚炎
アレルギー歴 ダニ、ハウスダスト
家族歴 父が喘息、C型肝炎
服用薬 なし
現症 **全身所見** 体格は中等度で、栄養状態は良好であった。
口腔外所見 顔貌では眼間乖離が認められた。
口腔内所見 歯列不正とC|BCE、|Cの晩期残存がみられた（図1）。
画像検査所見 パノラマX線検査にて、上顎の2ヵ所と下顎の4ヵ所に嚢胞性病変がみられ、接する歯の位置異常が認められた。両側上顎骨では、嚢胞性病変の上顎洞内への進展がみられ、左側下顎骨では、嚢胞性病変による骨の膨隆が認められた。嚢胞内部には、埋伏歯（87|78、|8）が認められた（図2）。胸部X線検査では、特記すべき異常はみられなかった。
臨床検査所見 血液検査では、特記すべき異常はみられなかった。

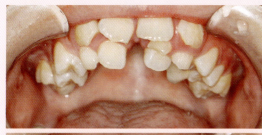
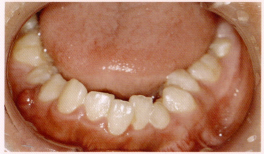

図❶　初診時の口腔内写真

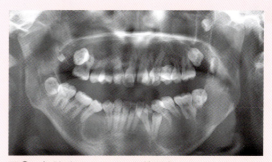

図❷　初診時のパノラマX線写真

最も疑われる疾患名は？

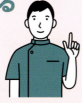

❶ 多発性の含歯性嚢胞
❷ 鎖骨頭蓋異形成症
❸ ケルビズム
❹ 基底細胞母斑症候群

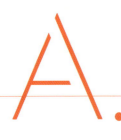

④ 基底細胞母斑症候群

基底細胞母斑症候群は、Gorlin症候群とも呼ばれ、おもにPTCH1遺伝子の変異を伴う常染色体優性の遺伝性疾患である。発育異常として、手掌・足底皮膚小陥凹、二分肋骨ないし癒合肋骨、椎骨異常、顎骨嚢胞、大脳鎌石灰化などがあり、また、高発がん性に関連して、基底細胞がん、卵巣腫瘍、髄芽腫の発生が知られている。わが国では、2009年の研究事業において全国調査にて300人を超える患者が確認され、有病率は23万5,800人に1人と推定されている。

本症例では、その後小児科にて全身的な評価が行われた。顎骨の多発性嚢胞の所見（図3）に加えて、顔貌での眼間乖離とCT検査での大脳鎌の石灰化の所見から、基底細胞母斑症候群の疑いの診断となった。2019年11月に、全身麻酔下に上下顎の6ヵ所の顎骨嚢胞摘出術と、乳歯（C|BCE、C|）および埋伏歯（8|7 8、8|8）の抜歯術が施行された。病理組織検査では、歯原性角化嚢胞の診断であり、診断基準（表1）におけるIの2つとIIの1つを満たしたため、基底細胞母斑症候群と診断された。なお、遺伝学的検査は家族は希望しなかった。

本疾患では主要症候があれば診断は容易であるが、若年ではまだ特徴的症状が出現しないため、早期診断が困難な場合がある。また、常染色体優性遺伝でありながら新規の突然変異が多く、家族歴が存在しない症例も多いとされる。わが国での主要症候の頻度についての報告では、顎骨嚢胞が80％程度と最も高頻度に認められたと報告されている。本症例のように歯科での診療を契機に診断に至ることも多いと考えられることから、本疾患における歯科医師の役割は大きいと思われる。

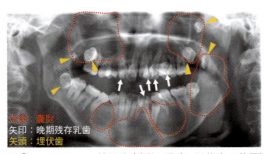

図❸ パノラマX線写真（嚢胞、乳歯、埋伏歯の位置）
点線：嚢胞
矢印：晩期残存乳歯
矢頭：埋伏歯

表❶ 基底細胞母斑症候群の診断基準（Iの2つ、Iの1つとIIの2つ、またはIIIを満たすとき、本症と診断される）

I. 主要臨床症状
・基底細胞がん（2つ以上、または20歳未満） ・歯原性角化嚢胞（組織学的に証明） ・手掌または足底小陥凹（3つ以上） ・大脳鎌石灰化 ・肋骨奇形（二分肋骨、癒合肋骨、著明な扁平肋骨） ・家族歴（1親等以内）
II. 副臨床症状
・大頭症（身長補正したもの） ・先天奇形：口蓋裂あるいは口唇裂、前額突出、粗野顔貌、中等度から重度の眼間乖離 ・その他の骨奇形：スプレンゲル変形、胸郭変形、著明な合指症 ・放射線学的異常：トルコ鞍の骨性架橋、椎骨奇形（片椎体、癒合／延長椎体）、手足のモデリング変形、手足の火焔様透過像 ・卵巣線維腫 ・髄芽腫
III. 遺伝学的検査
PTCH1、PTCH2、SMO、SUFU遺伝子変異を同定

吉田寿人　Hisato YOSHIDA　　白銀陽一朗　Yoichiro SHIROGANE　　吉村仁志　Hitoshi YOSHIMURA

福井大学学術研究院　医学系部門医学領域　感覚運動医学講座　歯科口腔外科学分野
〒910-1193　福井県吉田郡永平寺町松岡下合上23号3番地

顎骨の異常

Q.15 顎骨内の囊胞性病変

患者 75歳、男性
主訴 左側下顎前歯部の疼痛
現病歴 左側下顎前歯部の疼痛を主訴に近在歯科を受診。パノラマX線写真で囊胞様透過像を認めたため、精査加療目的で当科紹介受診となった。
既往歴 高血圧
口腔外所見 顔貌は左右非対称で、左側下顎前歯相当部はやや腫脹していた。
口腔内所見 |1から|4根尖相当部唇側歯肉は膨隆し、弾性軟で圧痛を認めた（図1）。また、|2と|3は歯髄電気診では両歯とも反応しなかった。
X線写真所見 パノラマX線写真では、|1から|3部顎骨内に単房性の囊胞様X線透過像を認めた。また、囊胞様透過像は|2と|3の間に認め、両歯の歯根は離開していた（図2）。CT画像では|2から|3部顎骨内に境界明瞭な透過像を認め、舌側皮質骨は連続性を保っていたが、|2から|3の唇側皮質骨は吸収していた（図3）。

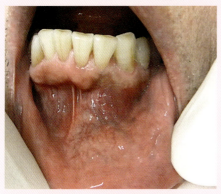
図❶ 初診時の口腔内写真

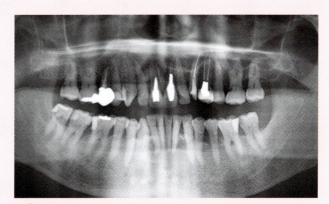
図❷ 同、パノラマX線写真

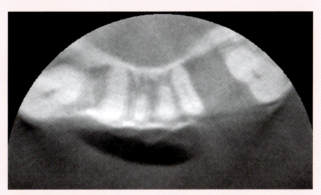
図❸ 同、CT画像

最も疑われる疾患名は？

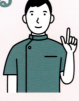

① 歯根囊胞
② エナメル上皮腫
③ 歯原性角化囊胞
④ 腺性歯原性囊胞

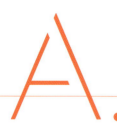

④ 腺性歯原性囊胞

処置および経過：局所麻酔下で囊胞摘出術を施行した（図4、5）。|2 近心と|3 の近心歯肉に縦切開を加え、粘膜骨膜弁を剥離翻転したところ、唇側骨の吸収を認めた。粘膜骨膜弁と囊胞壁は癒着しており剥離は困難であったが、顎骨内の囊胞の剥離は容易であった。また、|2 と|3 の歯根は囊胞腔内に露出していた。露出した歯根面は可及的に搔爬を行い、術後かかりつけ歯科で根管治療を行った。

病理組織学的所見：摘出された囊胞の上皮は、囊胞上皮層と線維性結合組織層との境界は明瞭で、上皮の基底層はおおむね平坦であったが、囊胞腔側では乳頭状や波状を呈していた（図6）。囊胞上皮には線毛上皮や粘液産生細胞もみられた。上皮層内には腺管状構造の形成が認められ、この腺管状構造は立方～扁平な小型の細胞によって形成されていた。

疾患の概要：腺性歯原性囊胞は、特徴的な臨床所見がなく、最終診断は病理検査によるとされている。組織学的所見は、①種々の厚さを呈する上皮の表層は好酸性の細胞から成る、②上皮層は囊胞腔に向かって波状あるいは乳頭状を呈し、また上皮基底部と線維性結合組織との境界が明瞭である、③上皮層内には好酸性で立方体の細胞に囲まれた腺管構造が多数形成され、その中に液状物の貯留をみる、④しばしば上皮の表層に粘液産生細胞や線毛細胞がみられる、などがある[1,2]。

本疾患は再発率が高いため、経過観察が必要である[3]。

【参考文献】

1) Gardner DG, Kessler HP, et al.: The glandular odontogenic cyst: an apparent entity. J Oral Pathol, 17: 359-366, 1988.
2) Ficarra G, Chou L, et al.: Gladurar odontogenic cyst (sialo-odontogenic cyst). A case report. Int J Oral Maxillofac Surg, 19: 331-333, 1990.
3) 熊坂 士, 他：下顎前歯部に発生した腺性歯原性囊胞の1例. 日口外誌, 60：446-450, 2014.

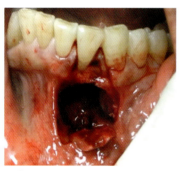

図❹ 術中の口腔内写真

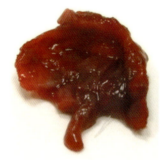

図❺ 摘出物

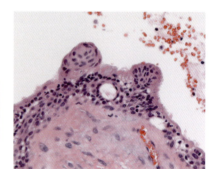

図❻ 病理組織像

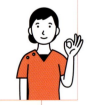

島﨑 士[1,2]　岡本俊宏[2]
Akira SHIMASAKI　Toshihiro OKAMOTO

1）TMG あさか医療センター　歯科口腔外科　〒351-0023　埼玉県朝霞市溝沼1340-1
2）東京女子医科大学　医学部　歯科口腔外科学講座　〒162-8666　東京都新宿区河田町8-1

Q.16 偶然発見された下顎小臼歯部のX線透過像

顎骨の異常

患者 36歳、男性
主訴 右側下顎智歯部の疼痛
既往歴 特記事項なし
現病歴 当科初診の10日ほど前に右側下顎智歯部に疼痛を認め、近医歯科を受診したところ、8┃の抜歯を勧められ、当科を紹介された。
現症 顔貌は左右対称、口腔内では8┃咬合面にう蝕を認めたが、その他、特記事項は認められなかった。下顎の歯はすべて生活歯で、動揺、打診痛ともに認めなかった。なお、顎口腔領域への外傷歴はなく、疼痛、腫脹などの既往もなかった。
画像診断所見 パノラマX線写真では、8┃は水平位、IA（Pell-Gregory分類）で、8┃歯冠ならびに7┃遠心隣接面にう蝕が認められた。3┃から4┃根尖部に、白線で囲まれた境界明瞭な単房性X線透過像が認められた。3┃、4┃に歯根吸収、歯軸傾斜は認められなかった（**図1**）。

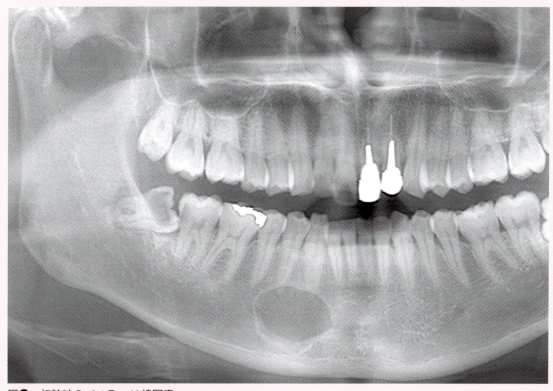

図❶ 初診時のパノラマX線写真

最も疑われる疾患名は?

① 歯原性角化嚢胞
② 静止性骨空洞
③ 単純性骨嚢胞
④ エナメル上皮腫

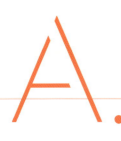

② 静止性骨空洞

処置ならびに経過：臨床所見ならびにパノラマX線所見より顎骨内囊胞または良性腫瘍を疑い、CT、MRIを撮像した。CTにて右側下顎小臼歯部舌側皮質骨の限局性骨欠損を認め、その内部は筋組織よりやや低吸収を示した（図2）。MRIでは骨欠損部は舌下腺と連続した腺組織と等信号の組織で満たされていた（図3）。以上より、静止性骨空洞と診断した。患者に説明のうえ、半年後に再度MRIを撮像し、変化がないことを確認した。なお、主訴の疼痛の原因である下顎智歯は抜歯した。

解説：静止性骨空洞は、下顎骨舌側に認められる限局性の骨陥凹である。臨床的には無症状で、呈示症例のように画像検査にて偶然発見されることが多い。大半の症例は下顎第1大臼歯から下顎角部の下顎管よりも下方にみられるが、稀に舌下腺と関連し、前歯から小臼歯部の顎舌骨筋より上方や、耳下腺と関連して下顎枝にみられることがある。陥凹内には唾液腺組織、脂肪組織、リンパ組織、結合組織などが認められる。

無症状のX線透過像、とくに歯槽部の単房性、境界明瞭なX線透過像は多くの顎骨内病変でみられる非特異的所見である。呈示症例では右側下顎小臼歯部舌側皮質骨の欠損は触知できず、隣在歯の根吸収や歯軸傾斜の有無などのパノラマX線所見を併せ考えても、歯原性角化囊胞、単純性骨囊胞、エナメル上皮腫など多くの顎骨内囊胞や良性腫瘍との鑑別は困難であった。

近年、歯科臨床でCT（コーンビームCT）の撮影が容易となり、顎骨内病変の診断に頻繁に応用されている。呈示症例では、CTにて静止性骨空洞として典型的所見を認め、さらにMRIにて陥凹部への舌下腺組織の陥入を認め、静止性骨空洞との診断が可能であった。静止性骨空洞は、病的意義はなく、治療の必要はないが、増大した症例の報告もあり、経過観察が必要である。

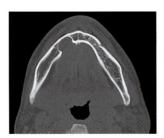

a：骨表示

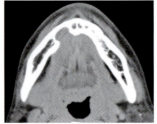

b：軟組織表示

図❷　単純CT

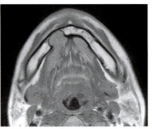

a：T1強調像

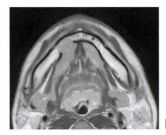

b：T2強調像

図❸　MRI

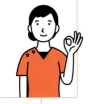

有吉靖則
Yasunori ARIYOSHI　　市立ひらかた病院　歯科口腔外科　〒573-1013　大阪府枚方市禁野本町2-14-1

顎骨の異常

Q.17 上顎左側小臼歯部の無痛性腫脹

患者 66歳、女性
主訴 左側上顎歯肉の腫脹
既往歴 高血圧症、高コレステロール血症で通院中。内服薬あり。
現病歴 以前から、左側上顎の歯肉の腫れを自覚していたが、痛みなく放置していた。徐々に大きくなってきたため、かかりつけ歯科を受診した。X線写真で、左側上顎小臼歯部に骨欠損が広範囲にみられたため、精査目的に紹介受診した。
現症 体格、栄養状態は普通であった。口腔内は全顎的に補綴物が多くみられたが、口腔清掃状態は良好であった。③4⑤ブリッジが装着されていた。軽度動揺がみられたが、歯肉の炎症は軽度であった。|3 4 部根尖相当部に正常粘膜に被覆された腫脹がみられ、わずかに波動を触知した。圧痛はなかった。なお、ブリッジの装着時期はかなり以前で不明とのことであった。
X線所見 パノラマX線写真では、近遠心的には|3 根尖部を含み|5 近心に至る歯槽部に、上下的には梨状口下縁から|4 部歯槽頂に及ぶ範囲に境界明瞭な骨透過像を認めた。

また、病変により|3 歯根はやや圧排され、近心側に偏位しているのが観察された（図1）。CT像では病変は16×14×13mm大、楕円球形で頬舌（口蓋）側に膨隆し、辺縁に菲薄化した皮質骨を有する境界明瞭な骨欠損として認められた。欠損内部には石灰化物を思わせる構造物は確認できなかった（図2）。

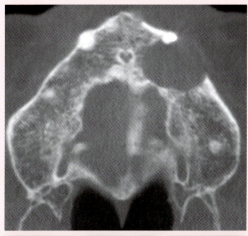
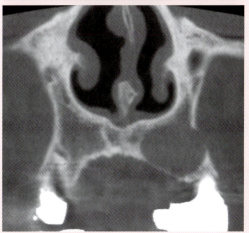

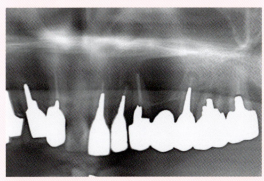
図❶ 初診時のパノラマX線写真（部分拡大像）。|3 4 部に広範な骨透過像を認める

図❷ 初診時のCT像。骨透過像は頬側および口蓋側に膨隆し、皮質骨は菲薄化している

最も疑われる疾患名は？

❶ 歯根囊胞
❷ 残留囊胞
❸ エナメル上皮腫
❹ 石灰化歯原性囊胞

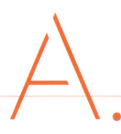

④ 石灰化歯原性囊胞

経過：病変は臨床的に囊胞性疾患と思われたので、開窓をかねて一部生検を行うこととした。

病理組織学的検査の結果は「石灰化歯原性囊胞」であった。開窓部のガーゼは3週ごとに交換した。開窓後6ヵ月でのCT像では、骨欠損領域の縮小が確認された（図3）。開窓後1年経過時に|3 が歯根破折したため、抜歯と同時に残存した囊胞壁を摘出し、骨面搔爬した。摘出物の病理組織学的検査で「石灰化歯原性囊胞」病変の残存が確認された。術後1年経過するが、再発は認めていない。

解説：「石灰化歯原性囊胞」は1962年、"Gorlin cyst"として発表された。2005年のWHO分類では、「石灰化囊胞性歯原性腫瘍」と命名され、歯原性腫瘍とされていた。しかしながら、2017年のWHO分類では「石灰化歯原性囊胞」とされ、歯原性囊胞となった。

臨床所見は、ほとんどが無痛性の腫脹を示す。病変の多くは顎骨中心性にみられ、好発部位は前歯部に多いとされている。全歯原性囊胞に占める割合は0.3%とされ、若年症例では約1/3に歯牙腫を合併しているとの報告がある。X線所見としては、大きさは2〜4cm大で、多くは単房性、内部にX線不透過性を示す構造物（石灰化物）を含むものもある。隣接する根の吸収や偏位がみられることもある。

病理組織学的検査では、①裏層上皮内に幻影細胞（Ghost cell）の集簇と、それらの石灰化がみられる、②上皮は円柱状の基底細胞とエナメル器に類似した多角形から星状の腫瘍細胞がみられる、などが特徴とされる（図4）。幻影細胞は歯原性腫瘍に特徴的にみられ、好酸性の腫大した胞体を有し、核は角化変性により消失している。これらの細胞にカルシウム沈着（石灰化）がみられることもある。

診断は、臨床所見や画像検査では他の歯原性病変との鑑別は困難で、病理組織学的検査によってのみ確定する。

治療は摘出術と骨面の搔爬が推奨されている。本症の経過から、開窓のみでは病変は消失しないことが示唆された。

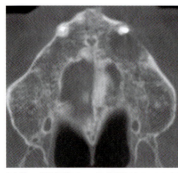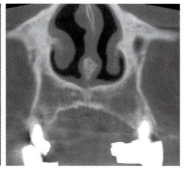

図❸　開窓後6ヵ月経過時のCT写真。骨欠損辺縁から淡い骨不透過像がみられる。菲薄化した皮質骨は厚みが増している

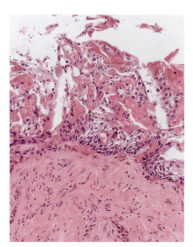

図❹　病理組織学的所見。裏層上皮内に核が消失し、やや腫大した幻影細胞がみられる。上皮の基底層には円柱状細胞が配列している

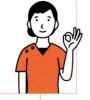

水谷英樹
Hideki MIZUTANI　成田記念病院　歯科口腔外科　〒441-8029　愛知県豊橋市羽根井本町134

頬粘膜・頬部の異常

Q.18 顔面切創からの排液

患者 35歳、男性
主訴 傷から液が漏れる
既往歴 特記事項なし
現病歴 ナイフで切りつけられ頬部に切創を負い、当院に救急搬送され縫合処置を受けた3日後、創部より排液がみられたため当科を受診した。
現症
全身所見 体格中等度、栄養状態良好。体温36.9℃、倦怠感なし。
口腔外所見 左側頬部から耳下腺咬筋部が著明に腫脹し、縫合された切創の下部より透明な漿液が漏出していた（図1）。左側頬部皮膚の知覚鈍麻および開口障害（1横指半）を認めたが、顔面神経麻痺症状は認めなかった。
口腔内所見 口腔粘膜に損傷はみられず、とくに炎症所見も認めなかった。
画像所見 CT画像にて左側頬部皮下から咬筋が著しく腫脹し、また下顎骨には左側下顎切痕部に損傷も認められた（図2）。
臨床検査所見 CPK 748U/L、CRP 0.86mg/dL。その他、特記すべき異常値なし。

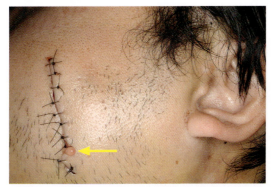

図❶ 縫合された創の下部より漿液が漏出（矢印）

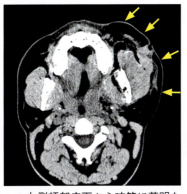

a：左側頬部皮下から咬筋に著明な腫脹（矢印）

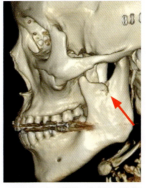

b：左側下顎切痕部に損傷（矢印）

図❷ CT画像

最も疑われる疾患名は？

❶ 創部感染
❷ Frey症候群
❸ 耳下腺唾液瘻

❸ 耳下腺唾液瘻

A.

処置および経過：開創したところ、血腫のほか耳下腺実質や咬筋組織に著しい挫滅を認めたが、探索すると耳下腺浅葉に漿液の盛んな流出点が確認された（**図3**）。これにより、腺体内における耳下腺管断裂に伴う唾液瘻と診断した。口腔内の耳下腺管開口部よりブジーを挿入したところ創内へ容易に到達したが、管の断端を見出すことはできず、再建は不能と判断した。このため、医療用多用途チューブを用い、口腔内へのドレナージを図った（**図4**）。処置後、唾液流出は減少していき2週間で停止、腫脹などの異常を認めなかったためチューブを抜去した。その後も経過良好であった。

解説：外傷による耳下腺管の断裂および唾液瘻（あるいは唾液嚢腫）は、交通事故や刃物による切創などにより生じた報告が古くからみられる。治療法は断裂の部位によって異なり、耳下腺体外であれば口腔内瘻形成や管の吻合による再建が行われる。しかし、本例のように腺体内の損傷であれば再建は難しく、圧迫療法や薬物注入、神経遮断などにより耳下腺機能の廃絶が図られる。

本例は耳下腺管の断裂が腺体内であり、局所の挫滅もあり管の再建は断念した。圧迫療法も考えられたが、唾液の流出が盛んなため、チューブを用いた口腔内へのドレナージを緊急的に実施した。結果、自然に流出が減少、2週間で停止したが、これは挫滅に伴い腺管閉塞、腺組織の萎縮変性などが生じ、腺機能が急速に廃絶したことによると考えられた。

①創部感染は、本例では排液の性状や臨床検査値などより総合的に否定し得る。また②Frey症候群は、耳下腺手術や外傷後に同部の異常発汗や発赤をみるものであり、損傷された耳介側頭神経が再生する際の過誤によるとする説が有力である。この点、本例では受傷から発症までが短時間であることから否定できる。

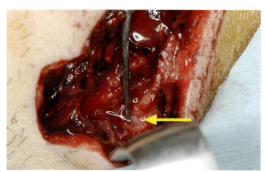

図❸　耳下腺浅葉に漿液流出点を認める（ブジーを10mmほど挿入可：矢印）

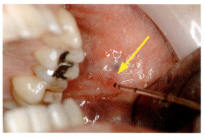
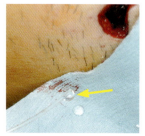

a：ブジーを用いて、創内より口腔内（耳下腺管開口部：矢印）へチューブ（4Fr：外径1.3mm）を誘導
b：流出点へチューブ挿入（矢印、吸収糸で縫合固定）
c：チューブへの唾液流出誘導（矢印）

図❹　口腔内へのドレナージ

丸川浩平
Kohei MARUKAWA　　独立行政法人国立病院機構金沢医療センター　歯科口腔外科　〒920-8650　石川県金沢市下石引町1-1

頬粘膜・頬部の異常

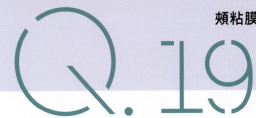

Q.19 耳下部の腫脹と排膿

患者 70歳、男性
主訴 左耳前部から耳下部の疼痛、腫脹および開口障害
既往歴 糖尿病（血糖降下薬服用）
現病歴 1年ほど前から、左耳前部あたりの違和感と開口時の同部位の疼痛を自覚していたが放置していた。その後、左耳下部皮膚から排膿を認め、腫脹が増大したため近医耳鼻咽喉科を受診、耳下腺腫瘍の疑いで当院耳鼻咽喉科を紹介され受診した。

耳下腺腫瘍の疑いで、耳鼻咽喉科医により局所麻酔下にて排膿部位から三度の組織生検を行った。しかし、いずれの結果も炎症性細胞浸潤を伴う肉芽組織で、異型細胞や腫瘍細胞は認められなかった。その後、当科に診察の依頼があった。

現症 **口腔外所見** 左耳下部より排膿および同部位の腫脹を認めた（図1）。また、左耳前部の疼痛のため、開口量は1.5横指であった。

口腔内所見 左下顎枝相当の粘膜に軽度の腫脹がみられたが、排膿などあきらかな感染所見は認められなかった（図2）。

画像所見 パノラマX線写真では、左下顎枝に智歯の埋伏と周囲の骨吸収を認めた（図3）。また、造影CTでは腫大した耳下腺と咬筋を認め、左埋伏智歯もみられた（図4）。また、下顎頭部、頬骨、側頭骨の骨吸収はあきらかではなかった。

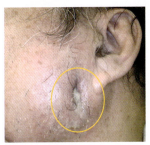
図❶ 当科初診時、耳下部からの排膿と腫脹を認めた

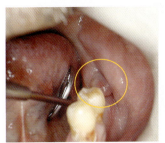
図❷ 初診時の口腔内所見。左下顎枝相当粘膜に軽度の腫脹を認めるが、排膿は認めず

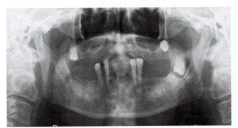
図❸ 初診時のパノラマX線写真。左下顎枝に智歯の埋伏と周囲の骨吸収を認める

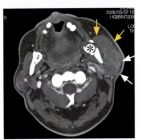
図❹ 初診時の造影CT所見。腫脹した左耳下腺（白矢印）と左咬筋（黄矢印）を認める。また、埋伏歯（＊）が左下顎枝にみられた

最も疑われる疾患名は？

❶ 丹毒
❷ 耳下腺がん
❸ 外歯瘻
❹ 顎放線菌症

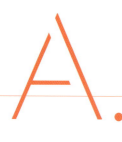

❸ 外歯瘻

処置および経過：当科受診後、ただちにパノラマX線写真を撮影したところ、左下顎枝に智歯が存在しており、周囲の骨吸収も認めることから智歯周囲炎起因の外歯瘻を疑った。その後、局所麻酔下に口腔内より左下顎智歯を抜歯した。抜歯から1週間経過したところ、耳下部からの排膿は止まり（**図5a**）、2週間後には完全に閉鎖（**図5b**）が得られ、ゾンデなどの挿入は不可能となった。口腔内の創部も良好に治癒（**図6**）し、術後のCTで原因歯が完全に抜去されていることを確認した（**図7**）。

外歯瘻は、顎骨の慢性化膿性炎症（歯性感染症）の排泄路としての瘻管が顎骨を穿孔し、顔面または頸部の皮膚瘻孔を形成する疾患である。皮膚瘻孔形成後は歯の症状を訴える患者は皆無に等しく、診断を困難にしている一因である。

瘻孔の好発部位は、オトガイ部、顎下部、鼻翼であると報告されている。本症例は、下顎枝に埋伏した智歯周囲炎起因の耳下部外歯瘻であり、非常に稀有な症例であった。

また、歯科領域の疾患ではあるが、病状の特異性から患者の60％以上が最初に皮膚科、一般外科、形成外科、耳鼻咽喉科など医科の診療科を受診することも当疾患の特徴である。このように、歯科以外の診療科を受診することが多く、歯性感染の関与を疑わないため、繰り返しの切除、生検、抗菌薬の長期投与など患者にとって不利益な対応を受けたという報告が散見される。本症例においても、近医耳鼻咽喉科から当院耳鼻咽喉科に紹介され、腫瘍性病変が疑われたため、耳鼻咽喉科医による組織生検が複数回行われてしまった。

当疾患は、当然ながら皮膚病巣の切開、切除および抗菌薬投与などは無効であり、原因歯の抜歯を第一選択に歯科的な対応が必須である。さらに、外歯瘻と悪性腫瘍が混在していたという報告もあり、抜歯などの処置を行っても改善が乏しい場合は、すみやかに組織採取を行い病理組織診断を得るべきである。

当疾患は、口腔内環境が改善した近年では比較的稀な疾患であるが、ビスホスホネート製剤などの骨代謝抑制剤が広く投与されている昨今、今後は増加する可能性がある。

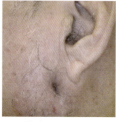

a：抜歯から1週間後　b：同、2週間後
図❺ 抜歯後の左耳下部の所見

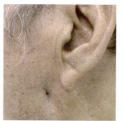

図❻ 抜歯から2週間後の口腔内所見（矢印：抜歯創部）

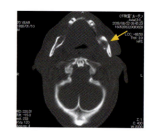

図❼ 抜歯から2週間後のCT画像（矢印：抜歯窩）

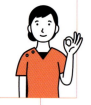

池田哲也
Tetsuya IKEDA　　杏林大学医学部付属病院　歯口腔外科　〒181-8611　東京都三鷹市新川6-20-2

頬粘膜・頬部の異常

Q.20 頬粘膜の腫瘤性病変

患者 77歳、男性
初診 2017年5月
主訴 両側頬粘膜の違和感
既往歴 2015年：IgD型多発性骨髄腫、胃食道逆流症、2016年：帯状疱疹
家族歴 特記事項なし
現病歴 血液内科での骨髄腫に対する治療（多剤化学療法）に伴い、2015年12月より定期的な口腔管理を行っていたが、とくに異常はみられなかった。その後、一時治療が中断していたが、2017年5月下旬、両側頬粘膜の違和感を自覚し、再初診となった。
現症 **全身所見** 全身倦怠感、上下肢の痺れ、視力、聴力障害とSpO_2低下を認めたが、摂食・嚥下障害はなかった。
口腔内所見 両側頬粘膜咬合線上に大小不同の小結節状、暗赤色の腫瘤性病変を多数認めたが、自発痛、圧痛、刺激による疼痛などはなかった（図1）。その他、舌を含め口腔内に異常はみられなかった。
画像所見 歯牙、顎骨などに異常はなく、頭部PA X線写真でもあきらかなパンチアウト像は認められなかった（図2）。
血液検査所見 正球性貧血と、IgD-λ型Mタンパクの出現がみられた。また、単純ヘルペスウイルス、帯状疱疹ウイルス、サイトメガロウイルス抗体価は正常範囲内であった。
細菌培養検査所見 α溶血性連鎖球菌、カンジダが検出された。

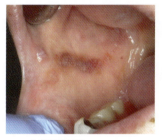 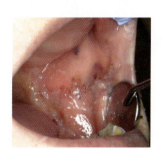

a：右側頬粘膜　　b：左側頬粘膜
図❶　初診時の口腔内写真

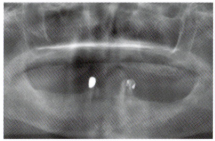 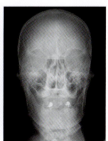

a：パノラマX線写真　　b：頭部PA X線写真
図❷　初診時のX線写真

最も疑われる疾患名は？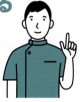

❶ 抗がん剤による粘膜炎
❷ 血管腫
❸ 多発性骨髄腫に合併したアミロイドーシス
❹ ウイルス性口内炎

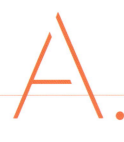

❸ 多発性骨髄腫に合併したアミロイドーシス

　アミロイドーシスは、不溶性タンパクであるアミロイドが全身臓器に沈着し、腎不全、心不全、神経障害などの機能障害を来す疾患で、顎顔面領域では舌の腫脹および硬結、嚥下困難などが多く報告されている。また、多発性骨髄腫にアミロイドーシスが合併する場合があることはよく知られており、その合併頻度は5～20％、舌アミロイドーシスの合併頻度は10％程度と報告されている。

　自験例では初診時、舌には異常なく、頬粘膜にのみ病変がみられた。生検を勧めたが、とくに症状がなく、また、全身倦怠感と本人の強い拒否により経過観察となった。定期的に観察を行っていたが、病変の範囲は徐々に拡大、初診より2ヵ月後には、著しい接触痛と、右側舌縁部にも同様の病変の出現を認めたため（図3）、生検の必要性を再度説明し、右側頬粘膜部より生検を施行した。

病理組織学的所見：HE染色像では、角化上皮下に抗酸性無構造沈着病変を認め、また、Congo-Red染色像で沈着物は橙色に染色されたためアミロイドーシスと診断された（図4）。生検後は病変のわずかな拡大を認めたが、舌、頬粘膜の運動障害もなく経過していた。しかし、初診より3ヵ月後多発性骨髄腫の悪化により、死亡された。

　前述のように、多発性骨髄腫に伴う口腔内アミロイドーシスは舌に最も多くみられるが、口唇、歯肉、口腔底や自験例のような頬粘膜での発生例も少数ながら報告されている。一般に、口腔内も含めたアミロイドーシスを合併した多発性骨髄腫は、合併しない骨髄腫と比べ、予後は極めて悪いとされている。また、口腔内アミロイドーシスの診断後、多発性骨髄腫が判明する例も報告されていることから、生検などによりアミロイドーシスと診断された際には、多発性骨髄腫の有無を確認するとともに、アミロイドーシスを合併した多発性骨髄腫は極めて予後不良であることを念頭に、病変の治療を行うことが肝要である。

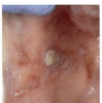
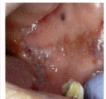

a：右側頬粘膜　　b：左側頬粘膜

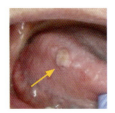

c：右側舌
図❸　初診2ヵ月後の口腔内写真。右側舌にも病変が出現している（矢印）

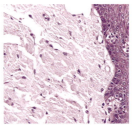

a：HE ×200　　　　b：Congo-Red ×200
図❹　病理組織像。HE染色像で、角化上皮下に抗酸性無構造沈着病変を認め、また、Congo-Red染色像では沈着物は橙色に染色されている

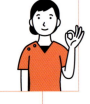

野村城二
Joji NOMURA　　伊勢赤十字病院　歯科口腔外科　〒516-8512　三重県伊勢市船江1-471-2

頰粘膜・頰部の異常

Q.21 頰部の腫脹

患者 72歳、男性
主訴 左側頰部の腫脹
現病歴 約2週間前、左側頰部の腫脹と疼痛のため、近医歯科を受診。抗菌薬を処方され、頰部の痛みは改善したが腫脹の改善がみられなかったため、精査加療を目的に当科を紹介された。
既往歴 高血圧症
全身所見 体温 36.5℃、栄養状態良好、倦怠感なし、飲酒歴なし。
口腔外所見 左側頰部に圧痛を伴うび漫性腫脹を認めた（図1）。開口障害は認められなかった。
口腔内所見 左側耳下腺乳頭部に、圧痛を伴う比較的境界明瞭な弾性硬の腫瘤を触知し、頰部圧迫によりステノン管開口部から排膿を認めた（図2）。左側上下顎臼歯部歯肉には発赤、腫脹は認められなかった。
血液検査 赤血球数 458.0×10⁴/μL、白血球数 71.7×10²/μL、血小板数 20.3×10⁴/μL、ヘモグロビン 14.7g/dL、総蛋白 6.70g/dL、アルブミン 1.58g/dL、アミラーゼ 868U/L(H)、AST 23U/L、ALT 14U/L、CRP1.17mg/dL(H)。
※(H)：高値
CT所見 |7 歯根周囲歯槽骨の水平的骨吸収と、|7 口蓋根周囲歯槽骨の垂直的骨吸収を認めた。また、左側耳下腺は腫大し、|6 頰側軟組織内に境界明瞭なX線不透過像を認めた（図3）。

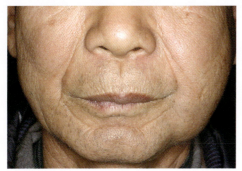
図❶ 初診時の顔貌写真

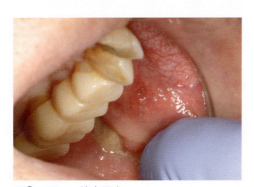
図❷ 同、口腔内写真

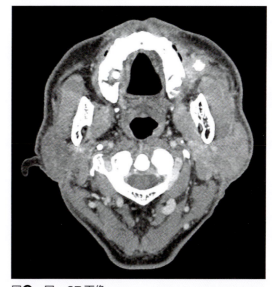
図❸ 同、CT画像

最も疑われる疾患名は？
① 頰部膿瘍
② 咬筋内血管腫
③ 唾液腺症
④ 唾石症

❹ 唾石症

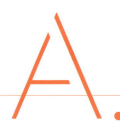

頬部周囲には耳下腺や咬筋、頬筋などの筋組織、顎骨、脂肪組織などいろいろな組織が存在する。よって、頬部腫脹を認める場合には、腫瘍性疾患や炎症性疾患などさまざまな疾患を鑑別する必要がある。

耳下腺唾石症は50〜60歳代の男性に多く、症状は頬部の腫脹、圧痛などで、感染を伴う場合にはステノン管開口部からの排膿を認める。唾石の位置は、約70%が導管内とされる。発生頻度は全唾石症の約1%と比較的稀な疾患であるが、頬部腫脹を認める場合にはつねに念頭におく必要がある。画像診断が有用であるが、単純X線写真では確認できない場合もあり、CTがより有用である。また、唾液の閉塞性分泌障害により、血清アミラーゼ値が上昇する。

本症例でもCTで頬部軟組織内に不透過像が存在し、ステノン管開口部から排膿を認めたことから、ステノン管内の唾石症が疑われる。治療法は唾液分泌を亢進させて自然排泄を促す方法や、内視鏡的に摘出する保存的治療法と口腔内または口腔外から切開して唾石を摘出する外科的治療法がある。口内法は深部の唾石摘出には適さないが、顔面神経損傷の可能性が低く、顔に傷を残さない利点がある。

本症例も口内法でステノン管を切開して唾石を摘出し、症状の消失をみた（図4）。

頬部膿瘍は歯性感染や外傷、異物迷入、皮膚の炎症などが原因で生じ、頬部の発赤、腫脹、圧痛、開口障害などを認める。血液検査では白血球数の増加やCRP値の上昇がみられる。画像検査が有用で、造影CTでは膿瘍周囲がリング状に増強され、内部は低吸収域として認められる。本症例では左上下顎歯肉に急性炎症の症状はなく、白血球数も正常でCRP値も軽度の上昇であった。CTでも頬部やその周囲組織に膿瘍形成をみない。

頭頸部領域での筋肉内血管腫の好発部位は咬筋、僧帽筋、眼輪筋、胸鎖乳突筋などである。筋肉内血管腫の場合、造影CTでは病変の描出が不明瞭な場合もある。血管腫内に静脈石を伴うことがあるが、本症例では不透過像の存在位置が咬筋内ではない。

唾液腺症は、両側の唾液腺が無痛性に腫脹するため本症例とは異なる。原因は、ホルモンバランスの変調などを含む内分泌異常、蛋白質やビタミンの欠乏などの栄養障害、アルコール性肝炎など慢性肝機能障害などと関連すると考えられているが、詳細は不明である。治療は第一には原因疾患の治療である。

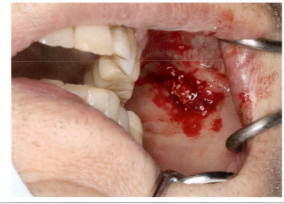

図❹　術中写真

窪田泰孝
Yasutaka KUBOTA　　国家公務員共済組合連合会　佐世保共済病院　歯科口腔外科　〒587-8575　長崎県佐世保市島地町10-17

頬粘膜・頬部の異常

Q.22 頬粘膜の潰瘍

患者 45歳、男性
主訴 右側頬粘膜が荒れている
既往歴 高血圧症、高脂血症
現病歴 以前から右側上下智歯による頬粘膜の誤咬を繰り返すため、半年前に近医歯科にて右側上下智歯抜歯行った。その後、誤咬することはなくなったが、右側頬粘膜の違和感は持続、初診2週間前に右側頬粘膜の潰瘍形成に気づき、精査・加療を目的に当科を受診となった。

家族歴 特記事項なし
現症 全身所見に特記事項なし
口腔外所見 特記事項なし
口腔内所見 右側頬粘膜に表面軽度凹凸不正、18×23mmの隆起性の潰瘍形成を認めた（図1）。
臨床検査所見 血液検査にて異常値は認められなかった。
X線所見 抜歯前のパノラマX線写真では上下智歯以外に、上下顎骨に異常所見は認めない（図2）。

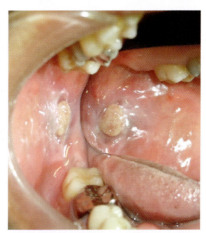

図❶ 初診時の口腔内所見

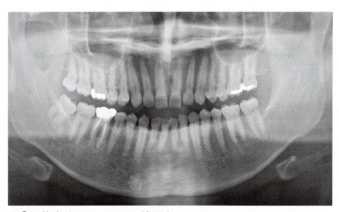

図❷ 抜歯前のパノラマX線写真

最も疑われる疾患名は？

① 頬粘膜がん
② 化膿性肉芽腫
③ 壊死性潰瘍性口内炎
④ 線維腫

❷ 化膿性肉芽腫

化膿性肉芽腫は、皮膚や粘膜に生じる易出血性の隆起性病変であり、口腔領域も好発部位の1つとされている。

かつては化膿性の微生物感染が原因と考えられていたが、口腔内における誘因としては外傷の既往、歯牙鋭縁、歯石沈着、歯牙の不良充填物、残歯、歯ブラシ、咬傷などの慢性刺激が挙げられ、慢性刺激に対し、局所の血管が増殖する反応性増殖物である。

口腔内の好発部位は歯肉が最も多く、次いで口唇、舌、頰粘膜、口蓋とされており、臨床症状は、一般に単発性、球状ないし茸状に隆起した有茎性腫瘤としてみられ、潰瘍、びらんを伴い、無痛性・易出血性に急速増大するため、悪性腫瘍との鑑別が重要である。

治療方法は、電気焼灼法、電気凝固法、放射線療法、凍結外科療法などがあるが、根本的には周囲健常組織を含めた外科的切除が基本とされている。

組織学的には3つの型に分類され、Ⅰ型は血管腫の組織からなるもの、Ⅱ型は表層が肉芽組織で深部に血管腫の組織からなるもの、Ⅲ型は肉芽組織のみからなるものとされている。

また、病理組織学的所見としては、表面が重層扁平上皮に覆われ、一部潰瘍化、炎症性滲出物に覆われることもあり、粘膜下組織には、多核白血球、リンパ球、形質細胞の滲出を伴った肉芽腫形成が認められ、毛細血管の増殖と拡張がみられるとされている。

本症例の治療に関しては、アズレンスルホン酸ナトリウム水和物による含嗽やトラネキサム酸内服、抗菌薬内服での症状変化なく、生検において悪性が否定されていたので外科的切除を行った。病因に関しては、半年前に抜歯した智歯による誤咬が慢性刺激として誘因となったことが示唆される。

病理組織診断より、表面の1/2に潰瘍形成を認め、潰瘍底も含め、上皮下粘膜固有層～横紋筋層内～横紋筋層を超える軟部組織に、多数の毛細血管が増生し、組織球反応が顕著との診断を得ているので、組織学的分類Ⅱ型タイプの化膿性肉芽腫と診断できる（**図3**）。切除マージン5mmで本症例は切除したが、切除が不十分だと再発を認めることもあるので、今後も注意深い経過観察が必要と考えられた。

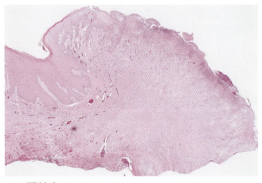

a：弱拡大

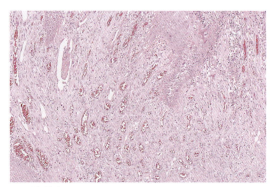

b：強拡大

図❸　摘出物病理組織像

桑原 徹　Toru KUWAHARA　　JA新潟上越総合病院　歯科口腔外科　〒943-8507　新潟県上越市大道福田616

頬粘膜・頬部の異常

Q.23 小児の繰り返す頬部の腫脹

患者 8歳、女児
主訴 右側頬部の腫脹疼痛
現病歴 2週間ほど前に発熱、右側頬部の発赤腫脹を認め、近小児科を受診。抗菌薬を処方されるも寛解せず、当院小児科を受診。歯性因子の精査を目的に、当科を受診した。
既往歴 特記事項はなし
Sick contact歴 特記事項はなし
現症
全身所見 体温38.1℃、消耗感あり

口腔外所見 右側頬部の発赤、腫脹、疼痛を認め、開口域は1横指で、咬筋部の開口時痛を認めた。
口腔内所見 特記事項はなし
画像所見 パノラマX線写真では特異的所見はなし。CTで右側側頭下窩軟部組織の腫脹、MRIで頬骨および下顎枝部骨髄の低信号と、浮腫性変化を認めた（図1〜4）。
血液検査所見 WBC11,060/μL、CRP9.8mg/dL。その他、異常所見なし。

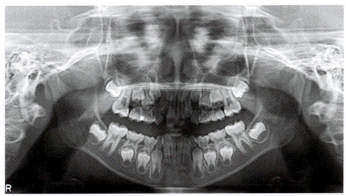

図❶ 初診時のパノラマX線写真

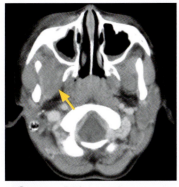 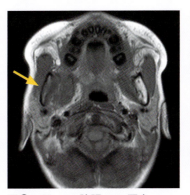 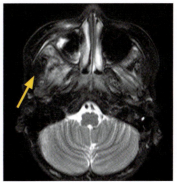

図❷ 同、造影CT写真　　図❸ 同、T1強調MRI写真　　図❹ 同、脂肪抑制MRI写真

最も疑われる疾患名は？

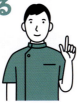

❶ 頬部腫瘍
❷ 頬部蜂巣炎
❸ 頬骨骨髄炎
❹ 悪性リンパ腫

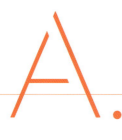

❸ 頰骨骨髄炎

診断：局所的には頰骨骨髄炎。全身的には慢性再発性多発性骨髄炎（CRMO：**表1**）。

処置および経過：炎症マーカーが高値であり、発熱、疼痛、発赤を認め、また、MRI 所見から骨髄炎と診断した。抗菌薬を投与し、26病日目に解熱し、37病日目に退院となった。

しかし、55病日目に再度発熱し、両側頰部の発赤腫脹を認め、再入院。抗菌薬を投与するも、微熱は継続した。FDG-PET 検査を施行したところ、顔面骨以外に、距骨にも集積を認め、骨生検により骨髄炎と判明した（**図5**）。この間、血液培養検査はすべて陰性であった。以上の経過より、慢性再発性多発性骨髄炎と診断された。NSAIDs およびビスホスホネート（BP）製剤の使用により、軽快した。

慢性再発性多発性骨髄炎は、小児期に好発する全身性の非細菌性骨髄炎であり、広義の自己炎症性疾患（**図6、7**）に分類される。

一般に顎骨骨髄炎は歯性感染など細菌感染因子が多いが、時に非感染性病因も存在することを念頭に置き、対応することが重要である。

【参考文献】
1) 八角高裕：4. 慢性再発性多発性骨髄炎（CRMO）. 日本臨牀, 76（10）：1881-1886, 2018.
2) M F McDermott, et al.: Germline mutations in the extracellular domains of the 55 kDa TNF receptor, TNFR1, define a family of dominantly inherited autoinflammatory syndromes. Cell, 97（1）：133-144, 1999.
3) 伊藤秀一：2. 自己炎症性疾患総論：臨床診断のための疾患概念と症状の理解；遺伝子診断の前に. 日本臨牀, 76（10）：1713-1723, 2018.

表❶ 慢性再発性多発性骨髄炎（CRMO）（参考文献1) より引用改変）

病態	IL-1βの活性化酵素（インフラマソーム）の遺伝的な異常が推察されているが、詳細は未解明。SAPHO 症候群との関連が示唆
診断	診断基準は未確立。他疾患（感染症・悪性疾患）の除外により診断。骨生検は実施すべき
治療	治療方針は未確立。第1選択は NSAIDs、追加治療として BP 製剤を考慮
予後	長期予後は一般的に良好。一部の症例では、四肢の変形が起こり外科的治療が必要になることが報告
臨床	発症頻度は100万人に1人。10歳前後の女児に多い。大腿骨など長管骨に好発。特異的な血液・画像・組織検査所見はなし

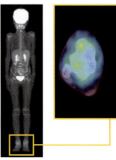

図❺ FDG-PET 写真（距骨部）

1999年、Kastner[2)] によって提唱された比較的新しい疾患概念。原因不明の周期性発熱、全身性の炎症を特徴とする。
- 誘因があきらかではない炎症所見
- 自己抗体や自己反応性 T 細胞が存在しない
- 先天的な自然免疫系の異常による

図❻ 自己炎症性疾患

- 自己免疫性疾患：獲得免疫系の異常
  全身性エリテマトーデス、関節リウマチなど
- 自己炎症性疾患：自然免疫系の異常
  狭義：遺伝子異常と病態との関連が認められる。家族性地中海熱、クリオピリン関連周期熱症候群など
  広義：責任遺伝子が同定されていない。ベーチェット病、慢性再発性多発性骨髄炎など

図❼ 自己免疫性疾患と自己炎症性疾患[3)]

大澤孝行
Takayuki OHSAWA　　横浜市立市民病院　歯科口腔外科　〒221-0855　神奈川県横浜市神奈川区三ツ沢西町1-1

頬粘膜・頬部の異常

Q.24 関節リウマチ患者に発現した口腔粘膜病変

患者 63歳、男性
主訴 左側頬粘膜の疼痛
既往歴 関節リウマチ（RA）、高脂血症
現病歴 RAにて過去にステロイド内服、5年前よりメトトレキサート（MTX）を内服中。また、ビスホスホネート製剤を数年間内服後、3年前よりデノスマブの皮下注射を開始。近医歯科にて左側下顎臼歯部を抜歯後、経過異常のため当科受診した。同部顎堤に骨露出を認め（図1）、下顎骨壊死（いわゆるARONJ）と診断し、デノスマブを休薬したうえで、経過観察とした。1年半の間、ほとんど痛みなく経過していたが、今回、左側頬粘膜に強い痛みを急に自覚した。
全身所見 体格中等度、栄養状態良好。
口腔外所見 特記すべき所見なし。
口腔内所見 骨露出部に隣接する頬粘膜に潰瘍性病変を認め、強い接触痛を伴い、急速な拡大傾向がみられた（図2）。
画像所見 CTで顎骨壊死に一致した変化をみる他に、特記すべき所見なし。

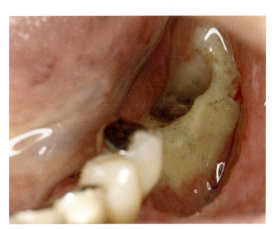

図❶ 左側下顎臼歯部顎堤に、骨露出を認める

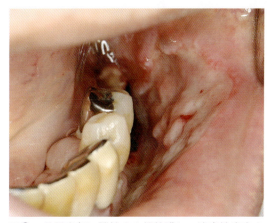

図❷ 骨露出部に隣接する頬粘膜に、潰瘍性病変を認める

最も疑われる疾患名は？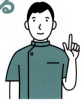

① 褥瘡性潰瘍
② 悪性リンパ腫
③ 扁平上皮がん

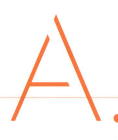

❷ 悪性リンパ腫

処置および経過：臨床検査にて、悪性リンパ腫の指標となるLDHおよび可溶性IL-2Rがそれぞれ262U/L、636U/mLと高値を示した。また生検にて、粘膜下に異型リンパ球の増殖がみられた（図3）。さらに免疫組織化学的検索を経て、Epstein-Barrウイルス（以下、EBV）陽性で、びまん性大細胞型B細胞リンパ腫（DLBCL）との確定診断が得られた。MTX服用歴より、MTX関連リンパ増殖性疾患（MTX-LPD）として矛盾はしないと考えられた。骨髄穿刺検査にて骨髄浸潤は否定的であり、FDG-PETをはじめ全身検索でも口腔の他に異常はみられなかった。

MTXを休薬したところ潰瘍性病変はすみやかに縮小し、3ヵ月後には消失した（図4）。またLDH 169U/L、可溶性IL-2R 327U/mLと正常化し、自然寛解が得られたと判断した。その後腐骨除去術を実施し、ARONJも治癒が得られた。以後ARONJ、MTX-LPDのいずれも再発はない。

解説：MTXは抗リウマチ薬として広く用いられる免疫抑制薬であるが、MTX投与中のRA患者に悪性リンパ腫が発生したとする報告が相次ぎ、今日それはMTX-LPDとして認知されている。成因はおもに、EBVのB細胞への感染状態を基盤としてMTXによる免疫抑制がEBVを活性化し、B細胞を再賦活化や不死化させることで異常増殖を惹起することによると考えられている。

病理組織型はDLBCLが最も多く、他のLPDよりも高率にEBVが関与するとされる。約半数が節外性に発生するが、口腔領域でもわが国で50例以上の報告がある。発生部位は歯肉が最も多く、疼痛や潰瘍形成を初発とすることが多い。なお、リンパ腫では慢性炎症巣においてサイトカインや活性酸素などが腫瘍発生促進的に作用するという考え方もあり、本例では先行するARONJに伴う慢性炎症の存在により、LPD発生が促進された可能性がある。

MTX-LPDの最大の特徴は、MTXの投与中止により自然寛解が期待できる点にある。RAにおけるMTX診療ガイドラインにおいても、MTX-LPDが疑われた際には休薬することが推奨されており、それでも寛解しない場合、一般の悪性リンパ腫に準じた化学療法の適応となる。

RA患者が一般歯科外来を受診する機会は増えていると思われるが、口腔粘膜の変化が比較的急速に生じた場合はMTX-LPDを念頭に置く必要がある。

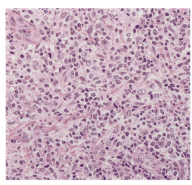

図❸ 粘膜下に中〜大型の異型リンパ球の増殖がみられる（HE染色、×400）

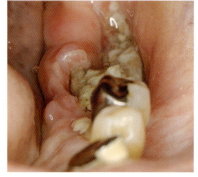

図❹ 頰粘膜の潰瘍性病変は肉眼的に消失した

丸川浩平　Kohei MARUKAWA　　独立行政法人国立病院機構金沢医療センター　歯科口腔外科　〒920-8650　石川県金沢市下石引町1-1

頬粘膜・頬部の異常

Q.25 両側頬粘膜の白斑病変

患者 26歳、女性
主訴 両側頬粘膜の白斑病変
現病歴 2018年12月、当院皮膚科にて入院加療中に頬粘膜に無症候性の白斑を自覚したため（図1、2）、精査加療依頼にて当科へ紹介受診となった。
既往歴 2017年8月、近病院皮膚科で腰背部の皮膚悪性黒色腫と診断され、翌月当院皮膚科にて悪性黒色腫切除術を受けた。2018年10月より術後補助療法としてオプジーボ®の投与が開始された。

家族歴 特記事項なし
アレルギー 特記事項なし
生活歴 飲酒；機会飲酒、喫煙；なし
全身所見 皮膚や他の臓器に免疫関連有害事象の発症はなく、重度の発熱や下痢の症状も認めなかった。
口腔内所見 口腔粘膜、とくに両側頬粘膜にレース状（網状）の白斑を認めた。これらの病変は、擦っても取り除くことはできなかった。

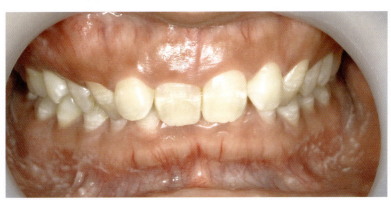

図❶　初診時の正面観

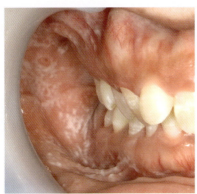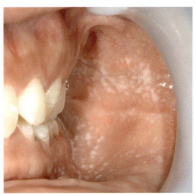

図❷　同、左右側頬粘膜

最も疑われる疾患名は？

❶ 口腔白板症
❷ 口腔カンジダ症
❸ 口腔扁平苔癬様反応
❹ 頬粘膜がん

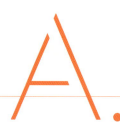

❸ 口腔扁平苔癬様反応

処置および経過：腰背部の皮膚悪性黒色腫に対して、2018年10月からオプジーボ®（一般名：ニボルマブ）240mgの投与を開始されていた。11月に両側頬粘膜の白斑を自覚し、12月に当科を受診し、同月に頬粘膜の組織生検を施行した。生検後より、デキサメサゾンの局所塗布を開始し、翌年3月に白色病変は消失した（図3）。その後も、悪性黒色腫に対しニボルマブは定期的に投与中であるが、頬粘膜白斑の再発は認めていない。

病理組織学的所見：弱拡大では上皮突起が鋸歯状化に進展しており、一方で、強拡大では上皮の過錯角化、有棘層の肥厚、そして、上皮間境界から上皮内にかけて帯状のリンパ球浸潤を認めた。病理組織学的に扁平苔癬と矛盾しない所見であった（図4）。

疾患の概要：ニボルマブはPD-1に対するヒト型IgG-4モノクローナル抗体で、免疫チェックポイント阻害薬の一つである。進行期の悪性黒色腫に対する世界初の治療薬として承認され、従来の抗がん薬と比べて高い有効性を示すことが報告されている。しかし、免疫抑制シグナルを遮断することによって自己免疫性の炎症が生じ、免疫関連有害事象（irAE：immune-related Adverse Events）と呼ばれる副作用を生じるため、注意が必要である。

口腔扁平苔癬様反応は比較的稀なirAEで（Sibaud, Eid et al. 2017/Enomoto, Nakatani et al. 2019）、一般的に局所ステロイド療法が奏効し、ニボルマブの継続投与は可能であることが多い。しかし、重篤な粘膜炎が生じた場合は全身ステロイド療法が必要となり、ニボルマブ投与を中止した報告もある（Obara, Masuzawa et al. 2018/武内朝子, 伏間江貴之, 他. 2018/Miyagawa, AOKI et al. 2019）。

免疫チェックポイント阻害薬のirAEに対しては、口腔内の診察も含めて治療開始前から治療後まで継続的なマネジメントが必要であり、腫瘍の治療を中止または中断しないためにも、早期に認識し、適切な管理を行うことが重要である（Yamanaka, Nakao et al. 2020/中村知寿, 神部芳則, 他. 2020）。

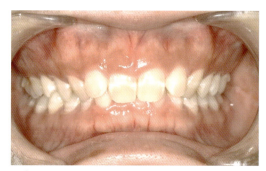

図❸ 治療後の正面観

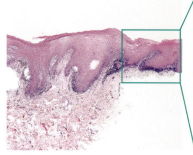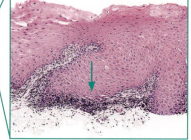

図❹ 病理組織像（a：弱拡大、b：強拡大）

山中茂樹 Shigeki YAMANAKA　中尾一祐 Kazumasa NAKAO　京都大学大学院医学研究科 感覚運動系科学講座口腔外科学分野
〒606-8501　京都府京都市左京区吉田金衛町

Q.26 頰部から顎下部にかけての腫瘤

頰粘膜・頰部の異常

患者 66歳、男性
主訴 右側頰部から顎下部の腫脹
家族歴 特記事項なし
既往歴 高血圧症
現病歴 3ヵ月前より右側頰部から顎下部にかけての腫脹と疼痛を自覚した。近医歯科に受診したところ、当科での精査加療を勧められ紹介受診となった。
現症
全身所見 体格は中程度、栄養状態は良好であった。
口腔外所見 右側頰部から顎下部にかけて、直径30mmの可動性のある弾性軟の腫瘤を認めた（図1）。
口腔内所見 下顎右側臼歯部頰側歯肉の腫脹や圧痛は認められなかった。また、口腔内から腫瘤は触知できなかった。
画像所見 パノラマX線写真では、下顎骨に異常所見は認められなかった。CT画像では、右側顎下部、下顎骨外側、咬筋部にかけて腫瘤を認め、病変は筋肉とほぼ同濃度であり、あきらかな石灰化物は認められなかった。MR画像では、病変内部はT1強調像で低信号から中信号、T2強調像で高信号であった。

また、造影T1強調像で病変内部は不均一な造影効果を呈した（図2）。

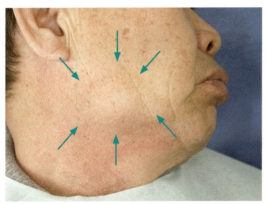

図❶ 初診時の顔貌写真

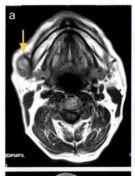
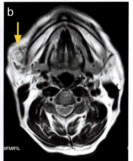
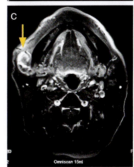

a：T1強調像
b：T2強調像
c：造影T1強調像

図❷ MR画像

最も疑われる疾患名は？

① 血管奇形
② 多形腺腫
③ IgG4関連疾患
④ 流行性耳下腺炎

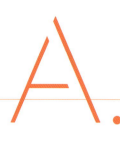

① 血管奇形

処置および経過：良性腫瘍の臨床診断のもと、全身麻酔下に腫瘍摘出術を施行した。顎下部より皮膚切開を行い、広頸筋直下に暗紫色の腫瘤を確認した。周囲組織より鈍的剥離を進め、一塊として摘出した（図3）。病理組織学的所見では、囊胞状の拡張した静脈腔をもつ血管を認めたため、血管奇形のなかでも静脈奇形の診断を得た（図4）。術後、感染所見や再発所見もなく経過良好であった。

考察：血管・リンパ管系腫瘍のうち血管成分が主体となるものについて、慣例的に血管腫の名称が用いられてきた。しかし、現在ではISSVA分類に従い、血管内皮細胞の異常増殖と自然退縮を認める血管腫と、血管構造の異常と自然退縮を認めない血管奇形に分類されている。さらに、血管奇形は血行動態により毛細血管奇形、静脈奇形、リンパ管奇形などの低流量血管奇形と、動静脈奇形などの高流量血管奇形に分類される。静脈奇形は、血管平滑筋が単層化して異常伸展した静脈腔に血液が貯留した病態を呈しており、従来は海綿状血管腫と呼ばれていた。一般的に顎口腔領域では口唇や舌に発生することが多いが、自験例のように頬部から顎下部にかけて発生することもある。

静脈奇形の診断において、CT検査、MRI検査、カラードップラー検査などが用いられる。また、臨床症状は一般的に無痛性で発育緩徐であるが、病変部への流入血管が圧迫され、病変が一過性に増大して周囲組織を圧排することで疼痛が生じる場合がある。自験例でも、頸部の屈曲や舌骨上筋群の伸縮によって一過性の腫脹や疼痛を認めたが、臨床診断で血管奇形と判断できなかった。切除生検を兼ねた摘出時に血管奇形を疑い、病理組織像にて静脈奇形の診断を得た。

静脈奇形の治療については、外科的切除、凝固療法、硬化療法、塞栓術などがある。自験例では、病変が限局的であったことより外科的切除を選択した。術後は感染所見もなく経過良好であったが、再発の報告もあり経過観察が必要である。

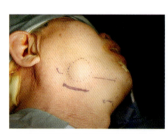
a：顎下部より皮膚切開を行う

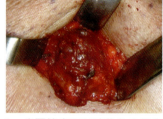
b：広頸筋直下に暗紫色の腫瘤を認める

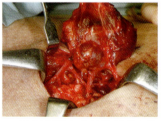
c：周囲組織より鈍的剥離を進める

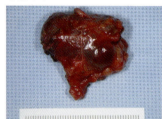
d：一塊として摘出する

図❸　術中写真

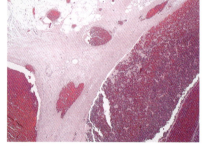
図❹　病理組織像（H-E染色）

川原一郎　Ichiro KAWAHARA　　髙田 訓　Satoshi TAKADA　　奥羽大学歯学部　口腔外科学講座　〒963-8611　福島県郡山市富田町字三角堂31-1

頬粘膜・頬部の異常

Q.27 頬部の腫脹

患者 53歳、女性
主訴 左頬部が腫れてきた
既往歴 特記事項なし
家族歴 特記事項なし
現病歴 約3年前より左側頬部に腫脹を自覚していた。症状としては違和感のみで、疼痛がなかったため様子をみていた。しかし、徐々に増大傾向を自覚するようになった。それに伴い違和感が強くなってきたため、近医内科を受診した。その際、左側頬部に腫瘤を指摘された。精査および加療を勧められ、当科に紹介初診となった。
現症 体格中等度、栄養状態は良好であった。当科初診時、口腔内からの触診にて左側頬部に弾性軟で可動性を有する腫瘤を触知した（図1）。歯性の疾患や炎症性疾患は認められず、所属リンパ節に異常所見はなかった。血液検査においても異常所見は認められなかった。
画像所見 MR画像（T2強調像）にて、左側頬部に境界明瞭な高信号像が認められた（図2）。

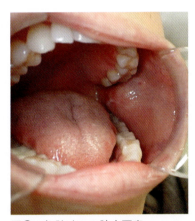

図❶ 初診時の口腔内写真

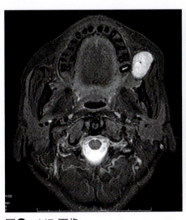 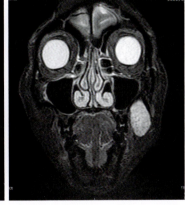

図❷ MR画像

最も疑われる疾患名は？

❶ エナメル上皮種
❷ 血管腫
❸ 歯原性粘液腫
❹ Warthin腫瘍

② 血管腫

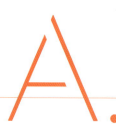

診断のポイント：症状、口腔内所見および画像所見より、良性の腫瘍性疾患が考えられる。T2強調画像にて高信号を呈することより、液性成分の存在を疑う。充実性の腫瘍や歯原性腫瘍は否定的である。唾液腺との関連も否定的である。以上より比較的頬部に好発する血管腫の臨床診断となった。

処置および経過：血管腫の臨床診断にて、摘出の方針となった。口腔内よりアプローチし、腫瘍を周囲組織より剥離し、一塊として摘出した。腫瘍の表面は暗赤色を呈し、被膜に覆われ、周囲組織との癒着も認められなかった。病理組織学的には拡張した壁の薄い血管からなる海綿状血管腫の診断であった。治療後の経過は良好で、1年以上経過した現在でも再発は認められず、経過は良好である。

考察：血管腫と呼ばれる病変は、小児診療で扱われることが多く、乳児血管腫は最も頻度が高く、生後間もなく急速に増大し、1歳以降は緩徐に自然退縮するという特徴を有する。一方、退縮せず成長に伴い増大し、成人以降に進行する病変も認める。血管腫に明確な診断基準や治療指針はなく、診断や治療に難渋する。

血管腫は、国際的には the International Society for the Study of Vascular Anomalies（ISSVA）による、ISSVA 分類に基づく病名に置き換わりつつある。新ISSVA分類（2014年）では、脈管異常を、脈管腫瘍と脈管奇形の2つに大別し、脈管奇形は「単純型」、「混合型」、「主幹型」、「関連症候群」の4亜型に分類されている。なかでも「単純型」は主たる脈管成分によって、毛細血管奇形、静脈奇形、リンパ管奇形、動静脈奇形として細分類されている。静脈奇形の場合には、治療法として切除摘出および硬化療法が選択される。

本症例は限局性病変であり、一層の被膜を有していたため摘出を行った。海綿状血管腫との確定診断であり、静脈奇形に分類される。

【参考文献】
1）薮下雅子，井口直彦，他：再発性口腔内血管腫を契機に診断に至った青色ゴムまり様母斑症候群の1例. 日本口腔外科学会雑誌，66：506-510，2020.

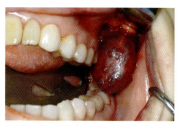

図❸ 術中写真。表面は暗赤色を呈し、周囲組織との癒着はなかった

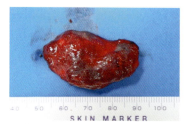

図❹ 摘出物。大きさ45×35×25mm、一層の被膜を有する腫瘤であった

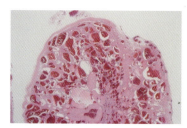

図❺ 病理組織像。拡張した壁の薄い血管からなる

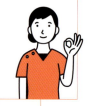

小板橋 勉
Tsutomu KOITABASHI　公益財団法人 湯浅報恩会 寿泉堂綜合病院 歯科口腔外科　〒963-8585　福島県郡山市駅前1-1-17

Q.28 口蓋の無痛性腫脹

口蓋・口底の異常

患者 29歳、男性
主訴 左口蓋部の腫脹
現病歴 半年ほど前に左口蓋部の腫脹に気づいたが、痛みなどはないため放置していた。その後も大きさなどに変化はなかったが、かかりつけ歯科医に相談したところ、専門医による精査を勧められ、病院歯科口腔外科を紹介された。
既往歴 気管支喘息
現症 左口蓋粘膜に、直径8mm大の弾性軟の腫瘤を認める。被覆粘膜は正常で、発赤や潰瘍形成は認めない（図1）。頸部リンパ節腫大は認めない。画像検査の後、穿刺吸引細胞診を行ったところ、無色透明な粘液様の内容液が吸引された。
画像所見 パノラマX線写真では患側歯に根尖病巣は認めず、CT画像の軟組織モードで口蓋腫瘤が描出され、骨モードでは同部口蓋骨の辺縁整な圧迫吸収像を認めた（図2）。
穿刺吸引細胞診所見 泡沫細胞を多数見る嚢胞性背景に、異形の乏しい類円形核の上皮細胞集塊を認める。一部の集塊中には、淡いピンク色の粘液を入れた粘液細胞も見られる（図3）。

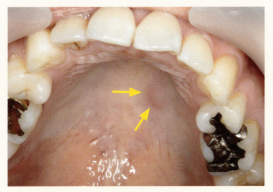
図❶ 初診時の口腔内所見

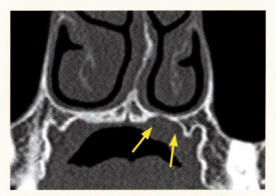
図❷ 同、CT画像所見（骨モード、前頭断）

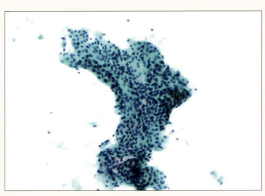
図❸ 細胞診所見

最も疑われる疾患名は？
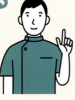
❶ 口蓋膿瘍
❷ 粘液嚢胞
❸ 多形腺腫
❹ 粘表皮がん

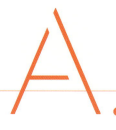

④ 粘表皮がん

粘表皮がんは、口腔顎顔面領域に発生する悪性唾液腺腫瘍で最も多く、耳下腺など大唾液腺に好発するが、小唾液腺では口蓋腺に多い。また、稀に顎骨中心性に発生することもあり、顎骨嚢胞様の画像所見を呈する。好発年齢は30～60歳であるが、小児、思春期にも発生する。

組織学的には粘液産生細胞、類上皮細胞、中間細胞からなり、低悪性度（高分化型）、中悪性度（中分化型）、高悪性度（低分化型）に分類され、高分化型は境界明瞭で粘液産生細胞の比率が高く嚢胞様構造を呈するが、低分化型では充実性である。低悪性度の予後は比較的良好だが、高悪性度のものは再発率、転移率も高く、予後不良である。

粘表皮がんの臨床症状は発育が緩慢な無痛性腫脹のことが多く、良性疾患として処置されることもあり、本症例のように嚢胞様の構造を示すものではとくに注意が必要であり、疑うことが重要である。口蓋腫脹の鑑別診断のポイントとして、口蓋膿瘍は歯性感染症に起因し、周囲の歯性病巣との連続性があり内容液は膿汁である。粘液嚢胞の好発部位は下唇、口底、舌下部で、口蓋腺に発生することは稀である。また、圧迫性の骨吸収を呈することから腫瘍性病変を疑うべきである。良性唾液腺腫瘍である多形腺腫は口蓋腺より発生することが多いが、充実性で弾性硬を示すことが多い。

粘表皮がんの治療は外科切除が第一選択であり、本症例は口蓋骨を含めた安全域で切除した。細胞異形は軽度で核分裂像は確認できず、脈管侵襲、神経周囲侵襲は認めず、低悪性度（高分化型）粘表皮がんの最終診断で、切除断端には腫瘍の露出は見られなかった。今回、口腔鼻腔瘻は一期閉鎖せず、顎補綴装置による機能回復を行い、経過観察で再発がないことを確認し、閉鎖術を検討する予定である。再発・転移のリスクは低いと考えられるが、長期の経過観察を要する。

今回、穿刺吸引細胞診で粘表皮がんと診断されたが、唾液腺腫瘍は形態学的な多彩性、組織型の多さから、細胞診や生検、術中迅速病理検査では確定診断がつかず、全摘標本で初めてがんと診断されることも珍しくない。その場合には、追加切除や放射線治療などの術後治療を検討することがあるため、最終診断が変わる可能性があることを術前に患者へ説明しておくことが肝要である。

【参考文献】
1) 立川哲彦：粘表皮がん．日本唾液腺学会（編），唾液腺腫瘍アトラス，金原出版，東京，2005：89-95.

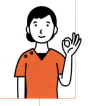

山城正司　Masashi YAMASHIRO　NTT東日本関東病院　歯科口腔外科　〒141-8625　東京都品川区東五反田5-9-22

口蓋・口底の異常

Q.29 びらんを伴う乳白斑

患者 58歳、男性
初診 20××年4月
主訴 軟口蓋部の違和感
現病歴 20××年2月ごろから軟口蓋部の違和感を自覚し、ときどき含嗽時の出血を認めたため、かかりつけ歯科医院を受診した。口内炎とのことで、ステロイド軟膏と含嗽剤を処方され経過観察されていたものの、症状は改善せず、増悪傾向のため当科を紹介受診した。

既往歴・家族歴 特記事項なし
現症 全身所見 顔貌は左右対称、体幹部四肢に皮疹なし。左側頸部リンパ節は若干腫脹しているものの、有意な腫脹ではなかった。
口腔内所見 口蓋垂を中心に、両側軟口蓋に軽度のびらんを伴う乳白斑を認めた（図1）。
検査所見 軽度の肝機能異常と、CRP値の上昇を認めた。HCV抗体（−）、HBs抗原（−）、TP抗体（＋）、HIV（−）であった（表1）。

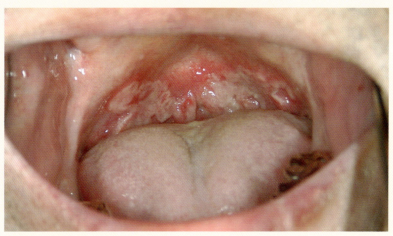

図❶ 口蓋垂を中心に軽度のびらんを伴う乳白斑

表❶ 検査データ

WBC	57×100/μL	TP	7.1g/dL	HCV抗体	(−)
RBC	462×1万/μL	Alb	3.7g/dL	HBs抗原	(−)
Hb	12.8g/dL	BUN	19.9mg/dL	TP抗体	(＋)
Ht	39.7%	Cre	0.66mg/dL	HIV	(−)
PLT	21.8×1万/μL	Na	141mEq/L	RPR	>3,000
AST	39 IU/L	K	4.2mEq/L	FTA-ABS（定量）	1,280
ALT	15 IU/L	Cl	105mEq/L		
γ-GTP	166 IU/L	CRP	0.34mg/dL		

最も疑われる疾患名は？

① 口腔扁平苔癬
② 多形滲出性紅斑
③ 後天性免疫不全症候群（AIDS）
④ 梅毒（第2期）

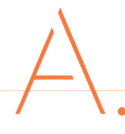

❹ 梅毒（第2期）

A.

梅毒は、梅毒トレポネーマ（*Treponema pallidum*、以下、T.P）を原因とする性感染症である。厚生労働省によると1981年感染症発生動向調査開始以降、報告数が年間1,000人以下で推移していたが、2010年から増加傾向に転じた（図2）。

症状：梅毒には4つの病期があり、第1期梅毒、第2期梅毒、潜伏梅毒、晩期梅毒の順に進行する。口腔領域に特徴的な症状が現れるのは第1期、第2期である。第1期は、感染から約3週間後にT.Pの侵入部位に小豆大の腫瘤が形成される。これは初期硬結といわれ、数日後には表面が潰瘍になり硬性下疳となる。この時期には顎下、頸部リンパ節が無痛性に硬く腫脹することがあるが、この症状は3～6週間で自然消失する。次いで第2期では、感染から6～12週以降にはT.Pは血行性に全身に広がる。口腔咽頭粘膜に、特徴的な乳白斑を生じる。舌下面、口腔底粘膜に多く、本症例のように口蓋垂を中心に両側軟口蓋に生じるとbutterfly appearanceと呼ばれる梅毒特有の症状が認められるようになる。

診断：T.Pを直接顕鏡するか、梅毒血清反応で判断する。また、リン脂質のカルジオリピンを抗原とする脂質抗原法のRPR法（rapid plasma regain test）と、菌体成分を抗原とした梅毒抗原法のFTA-ABS法（fluorescent treponemal antibody-absorption）、およびTPHA法（treponema pallidum haemagglutination assay）の結果で判定する。本症例では、RPR法およびFTA-ABS法、TPHA法が陽性であったため、梅毒の診断に至った。

治療：梅毒が疑われる場合には、皮膚科などの専門科に対診する。本症例も梅毒を疑い、当院皮膚科に対診し加療してもらった。治療はアレルギーなど特別の理由がないかぎり、ペニシリン系抗菌薬が第一選択である。投与期間は病期により異なり、第1期では2～4週間、第2期では4～8週間である。本症例では、アモキシシリン（2,000mg/日）を8週間内服し治癒に至った（図3）。

梅毒は、近年急激な増加が報告されている疾患であり、口腔疾患の専門家である歯科医師は本疾患に対する注意を怠ってはならず、早期発見は感染拡大防止の点で重要である。

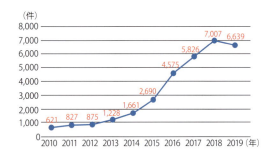

図❷ 2010年以降、梅毒報告数は増加傾向。2017年の年間累積報告数は5,826件となっており、44年ぶりに5,000件を越え、2018年には7,000件を超えた（厚労省調べ）

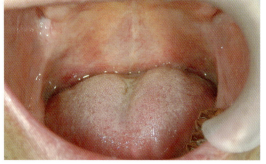

図❸ アモキシシリン（2,000mg/日）投与8週間後

目瀬 浩
Hiroshi MESE　　福山市民病院　歯科口腔外科　〒721-8511 広島県福山市蔵王町5-23-1

口蓋・口底の異常

Q.30 硬口蓋に発生した腫瘤性病変

患者 80代前半、女性
主訴 左硬口蓋の腫瘤
既往歴 腎結石
現病歴 患者は202X年某月某日、他の診療科において全身麻酔下で手術を受けるため、周術期管理センターを受診した。当院では、歯科医師または歯科衛生士により、すべての全身麻酔症例の口腔評価を同センターにおいて行っている。その際に、左硬口蓋の腫瘤性病変を指摘し、精査を提案したところ希望したため、他科での手術加療後に改めて当科を受診した。問診によると5年ほど前から硬口蓋の隆起については自覚していたが、無痛性のため放置していたとのことであった。
現症 **口腔外所見** 栄養状態は良好で、顔貌に異常所見は認められなかった。
口腔内所見 |6 根尖相当部の硬口蓋粘膜に、直径10mmほどの隆起性病変が診られたが、排膿などあきらかな感染所見は認められなかった（**図1**）。病変に硬結はなく、軟性で圧痛も認められなかった。
画像所見 パノラマX線写真では|6 および|7 に根管治療が施されていたが、やや不完全な所見を呈していた（**図2**）。造影CTで、左硬口蓋粘膜下に直径12mmほどの楕円形軟部腫瘤を認めた。辺縁および内部に軽度の造影効果を有していた（**図3**）。また、単純CTでは、腫瘤と接する皮質骨にあきらかな骨破壊は認められなかった（**図4**）。さらに、今回の腫瘤性病変との関連性はないが、鼻口蓋管嚢胞がCTにて確認できる（**図3、4**）。

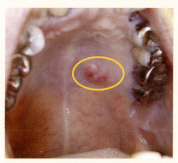

図❶ 初診時の口腔内写真。左硬口蓋中央部に腫瘤性病変を認める

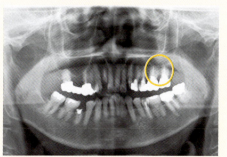

図❷ 同、パノラマX線写真。|6 7|は無髄歯と思われる

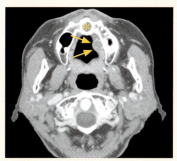

図❸ 同、造影CT（＊：鼻口蓋管嚢胞／矢印：腫瘤性病変）

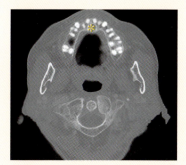

図❹ 同、単純CT（＊：鼻口蓋管嚢胞）

最も疑われる疾患名は？

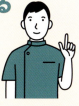

❶ 多形腺腫
❷ 根尖性歯周炎起因内歯瘻
❸ 悪性リンパ腫
❹ 粘表皮がん
❺ 腺様嚢胞がん

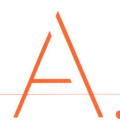

① 多形腺腫

A.

処置および経過：CTの読影結果は多形腺腫であった。これより、腫瘍性病変が考えられたため穿刺吸引細胞診を行ったところ、核肥大した上皮様細胞集塊と間質由来と考えられる紡錘形の細胞が認められ、Class II多形腺腫の推定診断が得られた。本人や家族に当疾患について詳細に説明したが、侵襲的な検査や手術加療を希望されなかったため、3ヵ月ごとの経過観察を行っている。

多形腺腫は、唾液腺腫瘍のなかで最も発生頻度が高く（約70％）、耳下腺、顎下腺、そして口蓋腺が好発部位である[1]。性別では女性に多く（60～70％）、無痛性で緩慢な増殖を示し、腫瘤を形成する。治療法は、原則的に外科的切除を行う。本腫瘍は通常、膨張性に増殖する良性腫瘍であるが、ときに悪性化することがあり、多形腺腫内がんと呼ばれる。これは全唾液腺悪性腫瘍の12％[2]、また全多形腺腫の3～4％で生じるとされ、診断から15年を超えると悪性化の頻度は約10％となる[3]。他の報告では、多形腺腫を放置すると25％が悪性化すると推定している[4]。予後は不良であり、5年、10年、15年生存率は、それぞれ40％、24％、19％とされる[5]。

穿刺細胞吸引診は、腫瘍実質に23G針を刺入し、吸引することで検体を採取する方法である。同検査法では組織型まで確定することは困難であるが、良悪診断における正診率は95％とされ、十分有用と思われる[6]。本症例のように腫瘍性疾患が疑われた場合は、播種の可能性が低い同検査法を積極的に採り入れるべきであると考える。その一方で、細胞診は少数の細胞を検鏡して診断を得るため、病理診断と比較すると診断の精度は低い[7]とされ、確定診断には病理組織検査が必要である。結果は、**表1**のようにClass IからVに分類している。

表❶ パパニコロウ分類の判定基準

Class I	正常細胞（異常なし）
Class II	異型細胞は存在するが、悪性ではない
Class III	良・悪性のいずれとも判定できない
Class IV	悪性細胞の可能性が高い
Class V	悪性と断定できる異型細胞がある

【参考文献】
1) Olsen KD, Lewis JE: Carcinoma ex pleomorphic adenoma : a clinicopathologic review. Head Neck, 23: 705-712, 2001.
2) Gnepp DR, Wenig BM: Malignant mixed tumors.Surgical pathology of the salivary glands. Elllis G, Anclair P, Gnepp D(eds): WB Saunaders, Philadelphia, 1991: 350-368.
3) Seifert G: Histopathology of malignant salivary gland tumors. Eur J Cancer B Oral Oncol, 28: 49-56, 1992.
4) Thackray AC, Lucas RB: Tumors of the major salivary glands. In : Atlas of tumor pathology, 2nd series, Fascicle 10. Armed forces institute of pathology, Washington DC, 1983: 107-117.
5) Spiro RH: Salivary neoplasms: an overview of a 35 year experience with 2807 patients. Head Neck, 8: 177-184, 1986.
6) 山田光一郎，佐藤進一，土師知行：唾液腺腫瘍における穿刺吸引細胞診の有用性．頭頸部外科，24（3）：341-345，2014．
7) 久米健一，宮脇昭彦，比地岡浩志，石田喬之，仙波伊知郎，中村典史：上唇粘膜部に発生した腺房細胞がんの2例．日口外誌，58（9）：26-30，2012．

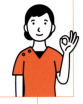

池田哲也
Tetsuya IKEDA　　杏林大学医学部付属病院　顎口腔外科　〒181-8611　東京都三鷹市新川6-20-2

口蓋・口底の異常

Q.31 右口底部の有痛性腫脹

患者 70歳代、男性
主訴 舌の下側の右側がヒリヒリ痛い
既往歴 糖尿病、脳梗塞、食道癌
家族歴 特記事項なし
現病歴 初診より約1年前から舌のヒリヒリ感があり近医に受診したところ、とくに問題なしとのことであった。その後経過をみていたが改善なく、当科初診より約1週間前にかかりつけ歯科を受診し、精査依頼で当科へ紹介となった。
現症 体格中等度、栄養状態良好、口腔外所見に特記事項なし。口腔内所見では右舌下ヒダに弾性軟の腫脹があり（周囲硬結なし）、表面は正常粘膜に被覆され圧痛が認められた（図1）。また、左右ワルトン管からの唾液流出があった。
画像所見 パノラマX線写真（図2）、造影CTにて異常所見はなかった。造影MRIにて右口底部前方に、辺縁がやや不整な高信号域が2個連なるように認められた（2.4×1.1mm：図3）。PET-CTにて右口底部にFDG軽度集積があり、頸部リンパ節へのFDG集積増加はなかった。

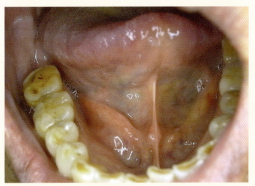
図❶ 初診時の口腔内写真

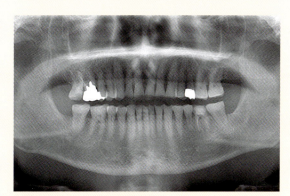
図❷ 同、パノラマX線写真

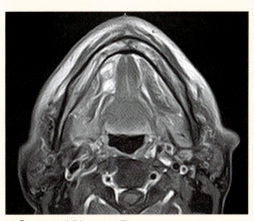
図❸ 同、造影MRI画像

最も疑われる疾患名は？

1. ガマ腫
2. 口底部良性腫瘍
3. 口底部悪性腫瘍
4. 唾石症

❸ 口底部悪性腫瘍

A.

　右口底部の有痛性の腫脹であったが、正常粘膜で被覆されており、扁平上皮癌を疑う所見はなかったものの、唾液腺腫瘍などを念頭において診断を進める必要がある。腫瘤に関しては悪性腫瘍の可能性もあり、経過観察せず専門医療機関に紹介することが重要である。

生検所見：局所麻酔下にて生検を実施した。病理組織学的所見として、免疫染色を行い既存の構築を破壊しながら浸潤し、神経周囲への浸潤を認められた。悪性唾液腺腫瘍（腺癌または筋上皮癌）であった。

処置および経過：治療方針として、切除手術を行い、必要に応じて放射線治療および化学療法を行うこととした。

　全身麻酔下にて、右口底部悪性唾液腺腫瘍切除術と植皮術を施行した（**図4**）。その後、放射線治療（66グレイ）を実施した。後日、転移性肝癌（腺様嚢胞癌）となり、近医総合病院腫瘍内科にて化学療法を開始した。

病理組織学的所見：口底部悪性腫瘍（腺様嚢胞癌）

　pankeratin陽性の導管上皮細胞とα-SMA陽性の筋上皮細胞の増生からなる悪性腫瘍で、篩状構造、腺管形成を伴い、周囲浸潤性に増殖する（**図5、6**）。

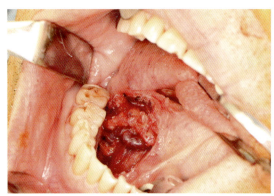

図❹　術中

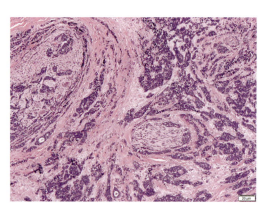

図❺　病理組織画像

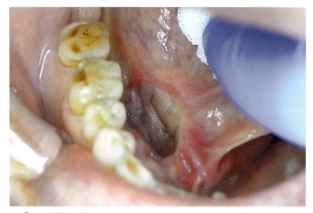

図❻　術後経過

奥山秀樹[1]　石井秀太郎[2]　山ノ井一裕[3]
Hideki OKUYAMA　Shutaro ISHII　Kazuhiro YAMANOI

1）佐久市立国保浅間総合病院　歯科口腔外科　〒385-0022　長野県佐久市岩村田1862-1
2）国家公務員共済組合連合会枚方公済病院歯科口腔外科　〒573-0153　大阪府枚方市藤坂東町1-2-1
3）慶應義塾大学病院　〒160-8582　東京都新宿区信濃町35

口蓋・口底の異常

Q.32 摂食時の顎下部・口底部の腫脹を伴う疼痛

患者 32歳、男性
主訴 摂食時の顎下部および口底の腫脹と疼痛
既往歴 特記事項なし
現病歴 患者は、当科初診5ヵ月前ごろより摂食時に左側顎下部と左側口底の腫脹と疼痛を自覚するようになるも、しばらくすると症状が消失していたため経過観察していた。しかし、同症状が改善しないため、精査目的にて当科紹介受診となった。
現症 体格中等度、栄養状態は良好。当科受診時には疼痛はなく、左側口底および左側顎下部に腫脹は認めなかった。口底にびらんなどの粘膜異常はなく、色調も正常であった。左側顎下腺の圧迫により左側舌下小丘からの唾液の流出を認め、性状は無色透明であった。また、左側顎下部および左側口底に圧痛は認めなかった。その他、舌の知覚異常や運動障害も認めなかった（図1）。
初診時血液検査 白血球数 $55×10^2/\mu L$、赤血球数 $441×10^4/\mu L$、ヘモグロビン 13.0 g/dL、血小板 $27.7×10^4/\mu L$、CRP <0.01 mg/dL、AMY 78U/L
画像所見 パノラマX線写真では、あきらかな異常は認めなかった。咬合法X線写真では、左側口底に約1.5mmの石灰化物を認めた（図2）。単純CT所見では、口底部に約2mmの石灰化物を1つ認めた（図3）。

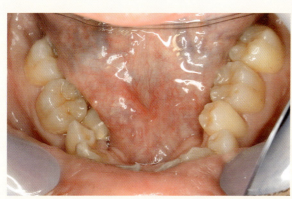

図❶ 初診時の口腔内写真

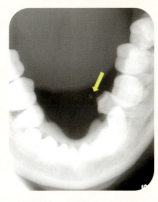

図❷ 咬合法X線写真所見

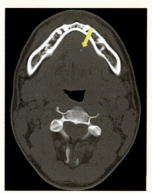

図❸ 単純CT画像所見（軸位断）

最も疑われる疾患名は？

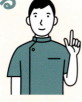

❶ 舌下腺腺体内唾石
❷ 顎下腺管内唾石
❸ 舌下隙静脈性血管奇形
❹ 小唾液腺腫瘍

❸ 舌下隙静脈性血管奇形

A.

処置および経過：臨床症状および画像所見から顎下腺管内唾石の臨床診断のもと、内視鏡にて唾石摘出術を試みた。しかし、導管内には唾石様の石灰化物はなく、舌下腺体内唾石の可能性を考え、後日舌下腺摘出術を検討した。

内視鏡による処置後は症状が治まっていたが、数ヵ月後再度摂食時の疼痛と腫脹を認めたためCT撮影を行ったところ、石灰化物の増大と数の増加を認めた（図4）。短期間での石灰化物の増加を認めたため精査目的にMRI撮影を行ったところ、T2強調像にて32×23×36mmの高信号域と、結節上の低信号域を認めたため（図5）、静脈性血管奇形の臨床診断のもと腫瘍摘出術を施行した。口底部に切開を加え剥離を進め、ワルトン管および舌神経を温存し摘出した。病変は長径が約53mmで、内部には複数の石灰化物を認めた（図6、7）。術後、唾液の流出は良好で、摂食時の口底部・顎下部の腫脹や疼痛は消失した。

静脈性血管奇形の特徴：静脈性血管奇形は、従来の分類では海綿状血管腫に相当する疾患である。現在ではThe International Society for the Study of Vascular Anomalies（ISSVA）によるISSVA分類が国際的に広く用いられ、脈管異常は脈管性腫瘍と脈管奇形に大別されている。また、脈管性腫瘍は良性群、境界群、悪性群の3群に分類され、脈管奇形は単純型、混合型、主幹型、関連症候群の4つの枠組みに分類されている。単純型は主たる脈管成分によって毛細血管奇形、静脈奇形、リンパ管奇形、動静脈奇形に分けられ、本症例は脈管奇形の単純型の静脈奇形に分類される。臨床所見として、表在性の病変は暗紫色の軟性の膨隆あるいは腫瘤として認められ、静脈石がみられることがある。画像診断ではMRIが有用である。治療は比較的小さなものでは摘出を行うが、摘出が困難な大きな病変ではエタノールなどを用いた硬化療法を行う。

本症例は、静脈奇形により顎下腺管が圧迫されたことで唾液の通過障害が起こり、摂食時の唾仙痛および口底部・顎下部の腫脹を認めた症例であった。臨床所見や画像所見から唾石症を第一に疑ったが、経過観察中に複数の石灰化物を認め、その位置関係から静脈奇形を疑うに至った。

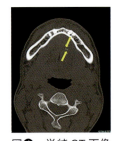
図❹ 単純CT画像所見

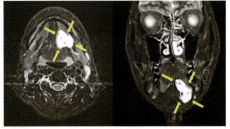
図❺ MRI画像（T2 STIR像／左：軸位断、右：冠状断）

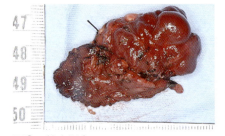
図❻ 摘出標本

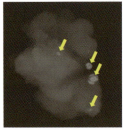
図❼ 摘出標本のX線画像。複数の石灰化物を認める

山川延宏　Nobuhiro YAMAKAWA　　桐田忠昭　Tadaaki KIRITA　　奈良県立医科大学医学部　口腔外科学講座　〒634-8521 奈良県橿原市四条町840

口蓋・口底の異常

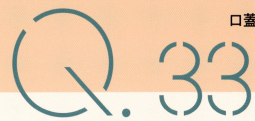

口底部の腫瘤

患者 40歳、女性
主訴 舌の下が腫れた。舌を動かすと痛い
既往歴 特記事項なし
現病歴 数ヵ月前から右側舌下部の腫脹を自覚し、疼痛があるため近歯科医院を受診。右側口底部の腫瘤を指摘され、精査加療目的で当科紹介受診となった。
現症　口腔外所見 体温36.8℃、体格は痩せ型で、栄養状態は良好であった。顔貌は左右対称で、顎下リンパ節の病的腫大は認めなかった。
口腔内所見 右側口底粘膜は正常粘膜で、ワルトン管開口部からの唾液流出を認めた。口底粘膜下に弾性やや軟で可動性のある腫瘤を認めた（**図1**）。舌の知覚鈍麻や麻痺は認めなかった。
臨床検査所見 WBC7,500/μL、CRP0.02mg/dL、AMY88U/Lで正常範囲内。その他の臨床検査値に異常は認めなかった。
画像所見 造影CTでは、右側口底部にリング状の造影効果を伴った低吸収域を認めた（**図2**）。MRIでは20×15mm大の、境界がやや不明瞭な楕円形腫瘤を認め、内部不均一、T1強調像で低信号、T2強調像で不均一に高信号（**図3**）、拡散強調像で高信号を呈した。

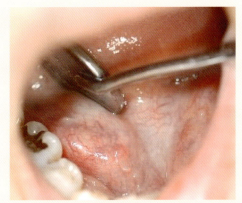

図❶　初診時の口腔内写真

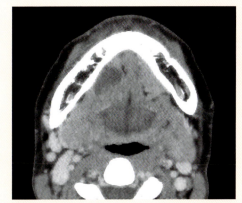

図❷　造影CT画像

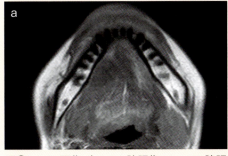

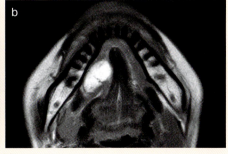

図❸　MRI画像（a：T1強調像、b：T2強調像）

最も疑われる疾患名は？

❶ 口底膿瘍
❷ 舌下腺癌
❸ 類皮囊胞
❹ 神経鞘腫

❷ 舌下腺癌

唾液腺癌は頭頸部癌のなかで3〜5％程度とされており、2017年WHO病理分類で悪性腫瘍25種類（血液リンパ球系含）と多彩な組織型に分類される希少癌である[1]。また、組織型により悪性度にも差があり、術前に診断が困難で治療に難渋することも少なくない。2019年日本頭頸部癌学会癌登録データによれば、唾液腺癌のなかで腺様嚢胞癌が最も多い。また耳下腺、顎下腺が大半を占め、舌下腺の頻度は稀である。

腺様嚢胞癌は唾液腺に発症する代表的な癌腫であり、腫瘍の増大速度は緩徐なものの、局所浸潤傾向が強く、遠隔転移を呈しやすい。多くは大唾液腺に発生するが、1/3の症例は小唾液腺に発生する。男女比は1：1.5で、やや女性に多いとされている[2]。局所浸潤傾向が強く、疼痛や麻痺などの神経症状を伴い、顔面神経麻痺や舌神経麻痺として発症することもある。また、根治手術後も約半数の症例に再発転移が生じるとされている[3]。

処置および経過：初診時、右側口底部の腫脹および舌可動時の疼痛を認め、画像所見から唾液腺腫瘍を疑い、局所麻酔下で生検を施行した。生検で唾液腺原発の低分化悪性腫瘍とのことで、舌下腺癌の診断にて近総合病院歯科口腔外科紹介し、全身麻酔下で口底悪性腫瘍切除術、下顎骨辺縁切除術、両側上頸部郭清術、前外側大腿皮弁による舌再建術を施行した。病理組織学的には腫瘍細胞の索状、網状、小胞巣状の増殖からなり、神経周囲浸潤が著明で広範な壊死を認め、舌下腺原発の腺様嚢胞癌の診断であった（図4）。頸部リンパ節への転移は認めなかった。術後3ヵ月に創部および原発巣の再発はなく、経過は良好であったが、肺への微小な転移を認め、化学療法にて加療中である。

唾液腺腫瘍においては、組織型が多彩で術前の診断が困難である。自験例のように病悩期間が長く、周囲との癒着がない可動性ある腫瘤で神経症状がないことから、良性腫瘍を疑わせる所見であった。しかし、疼痛があることや、画像所見で辺縁が不明瞭で内部が不均一な点、MRIの拡散協調像が高信号であることからも、悪性の可能性を強く考慮し治療方針を検討していくことが重要であると思われた。

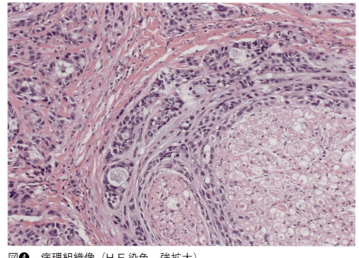

図❹ 病理組織像（H-E染色、強拡大）

【参考文献】
1）星川広史：診断から治療へ 口腔・咽喉頭・頸部領域唾液腺癌. JOHNS, 37（9）：1183-1187, 2021.
2）小林謙也：頭頸部腫瘍（4）腺様嚢胞癌. 日本臨床, 79（増刊号1）：270-274, 2021.
3）多田雄一郎：唾液腺癌に対する全身薬物療法 Up to date. 日口外誌, 69：178-184, 2023.

武内保敏[1]　柳川 徹[2]
Yasutoshi TAKEUCHI　Toru YANAGAWA

1）水戸済生会総合病院　歯科口腔外科　〒311-4198　茨城県水戸市双葉台3-3-10
2）茨城県立中央病院　歯科口腔外科　〒309-1703　茨城県笠間市鯉淵6528

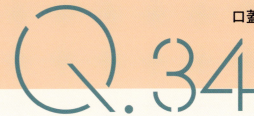

Q.34 口蓋粘膜の無痛性膨隆

口蓋・口底の異常

患者 26歳、男性
主訴 上顎が膨らんでいる
現病歴 かかりつけ歯科診療所での定期健診にて、右側硬口蓋粘膜の膨隆を指摘された。疼痛症状がないため経過観察とされたが、数ヵ月経過するも症状の改善を認めないため、精査加療目的で当科に紹介受診となった。
既往歴 特記事項なし
現症
口腔外所見 顔貌は左右対称で頸部リンパ節の腫脹もなく、特記すべき所見は認めなかった。
口腔内所見 右側硬口蓋部に無痛性で正常粘膜色を呈し、可動性に乏しい弾性硬の膨隆が観察された（図1）。
画像所見 パノラマX線画像では歯、歯周組織およびその他の部位にあきらかな異常所見は認められなかった。しかし、Computed Tomography（CT）画像で右側口蓋部に境界明瞭な低濃度域がみられ、その周囲の口蓋側歯槽突起および上顎骨口蓋突起の皮質骨に圧迫吸収像が認められた（図2a、b）。
臨床検査所見 白血球数 5,600/μL（好中球 48.1％、好酸球 0.7％、好塩基球 2.3％、単球 8.5％、リンパ球 40.4％）、CRP 0.10mg/dL。

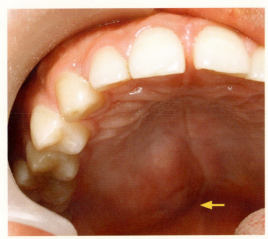

図❶ 初診時の口腔内写真。右側口蓋粘膜に膨隆（矢印）を認める

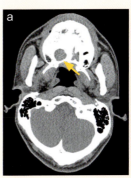
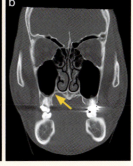

図❷ CT画像（a：軟組織モード、b：硬組織モード）。右側口蓋部に軟組織モードで境界明瞭な低濃度域（a 矢印）を認め、硬組織モードでその周囲の口蓋側歯槽突起および上顎骨口蓋突起の皮質骨に圧迫吸収像がみられる（b 矢印）

最も疑われる疾患名は？

❶ 骨隆起
❷ 唾液腺腫瘍
❸ 口蓋膿瘍
❹ 上顎洞原発腫瘍

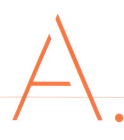

② 唾液腺腫瘍

　硬口蓋は、上顎洞と鼻腔の基底部である上顎骨の口蓋突起と口蓋骨により口腔の天井を形成している。被覆粘膜は重層扁平上皮で粘膜下組織とともに骨膜に緻密に接しており、粘膜下には小唾液腺である口蓋腺が存在している。したがって、硬口蓋の膨隆（腫脹）を生じる疾患は、その解剖学的な構造より上顎洞原発の腫瘍や嚢胞の下方進展、骨の増殖性疾患、小唾液腺由来の腫瘍、歯原性疾患の波及（歯性感染による膿瘍形成など）が特徴的である。

　また、これらの疾患の他にも、いずれの粘膜下組織にも生じる神経原腫瘍（神経線維腫、神経鞘腫など）、血管腫、脂肪種、悪性リンパ腫なども発生する。そのため、口蓋粘膜に膨隆（腫脹）を呈する症例に遭遇した場合は、このようなさまざまな疾患を念頭において診療にあたる必要がある。診断には、疾患に応じて単純X線、CT、Magnetic Resonance Image（MRI）、Radio Isotope inspection（RI inspection）などによる画像検査、細胞診や切開（針）生検による病理学的検査、炎症性疾患では血液検査や細菌検査を行う。

　本症例のCT画像所見では、口蓋膨隆部に骨様の不透過像や口蓋粘膜下に膿瘍を形成する感染所見および上顎洞内の異常は認められなかった。これらのことから、設問の選択肢からは唾液腺腫瘍が最も疑われる疾患となる。MRI検査所見でも小唾液腺腫瘍が最も疑われ、鑑別診断としては神経原性腫瘍が挙げられた（図3a、b）。病理組織検査の結果は多形腺腫であった。

　唾液腺腫瘍の治療は手術による切除（摘出）であり、悪性腫瘍では化学療法や放射線療法が追加される症例もある。本症例も手術によって周囲組織より切除されている（図4a、b）。

　口蓋粘膜に膨隆（腫脹）を生じる疾患は、単純X線では画像での診断が困難な症例が多く、他の画像検査が必要となる。近年、歯科診療所においても普及しているCone Beam CT（CBCT）は軟組織の描出には不向きであるが、骨組織の描出には優れている。そのため、ある程度の推定診断を行うことは可能であるので、歯科診療所においてCBCTが有効に活用されることを期待したい。

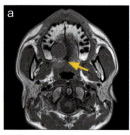
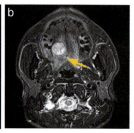

図❸　MR画像（a：T1強調像、b：T2強調像）。T1強調像で筋と同程度の低信号、T2強調像でやや不均一な高信号を呈する病変を認める（矢印）

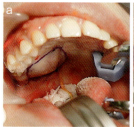
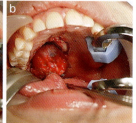

図❹　手術所見（a：切除線の設定、b：術中所見）。腫瘍は周囲組織を含め切除されている

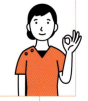

田中茂男
Shigeo TANAKA　　日本大学松戸歯学部　口腔外科学講座　〒271-8587　千葉県松戸市栄町西2-870-1

口腔粘膜の異常

Q.35 多発する口内炎

患者 69歳、女性
主訴 難治性口内炎の精査加療
現病歴 X−1年ごろよりむし歯になりやすく、口腔乾燥症状を認めるようになり、口内炎が多発するため、近医で時々軟膏の塗布を受けていた。X年6月、多発性口内炎で他院を受診し、カンジダ培養検査が陽性であったため、抗真菌薬の投与を受けるも口内炎は消失せず、疼痛が増悪、味覚異常も感じるようになった。そのため、精査加療の目的で、同年7月、当院診察となった。
既往歴 60歳時、胃がんにて胃全摘手術を受けた。アレルギーなし。

現症 身長159cm、体重47kgでやや痩せ型。所属リンパ節腫大なし。舌乳頭萎縮（平滑舌）、溝状舌、一部口内炎様のびらんを呈する（図1）。
臨床検査 サクソンテスト2.8g/2分（正常）、カンジダ培養再検査（−）であった。
血液検査 かかりつけ内科に依頼して血液検査を施行した結果、以下の結果が得られた。
赤血球数 $181×10^4/\mu L$、Hb 8.4g/dL、Ht 24.1%、MCV 133fL、血清鉄 $125\mu g/dL$、フェリチン定量 23.5ng/mL、LDH $360\mu/L$、血清ビタミンB_{12} 92pg/mL、葉酸17.1ng/mL

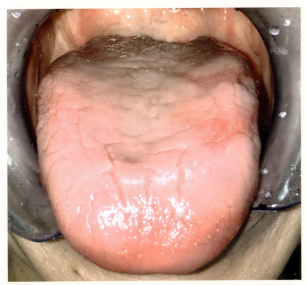

図❶ 初診時口腔内写真。舌乳頭の萎縮、発赤、一部びらん、溝状舌を認める

最も疑われる疾患名は？
❶ Hunter舌炎
❷ 口腔扁平苔癬
❸ ベーチェット病
❹ Plummer-Vinson症候群

A. ① Hunter 舌炎

臨床経過：胃の全摘を受けていることより、鉄欠乏症、ビタミンB_{12}（以下VB_{12}）欠乏症などによる粘膜異常が考えられたため、血液検査を施行したところ、大球性低色素性貧血、VB_{12}の欠乏が認められたため、Hunter舌炎と診断した。かかりつけ内科で注射によるVB_{12}補充療法を施行したところ、舌乳頭の萎縮、びらんおよび口内炎はともに改善し、味覚も戻り血液データも改善した（表1）。現在かかりつけ内科と協力しながら口腔内管理を継続している。

考察：口腔粘膜の異常を来す原因のなかで消化管が関与する場合、鉄欠乏症、VB_{12}欠乏症を考える必要がある。鉄欠乏症では、Plummer-Vinson症候群による口腔粘膜の萎縮、嚥下痛などが知られており、VB_{12}欠乏症ではHunter舌炎が知られている。また、VB_{12}欠乏症では悪性貧血との関連が有名である。悪性貧血は、自己免疫化生性萎縮性胃炎による壁細胞由来内因子の減少に起因するVB_{12}吸収障害が原因といわれている。

本症例は既往歴に胃がんによる胃全摘手術があったことにより、鉄欠乏性貧血からくる口腔粘膜炎、もしくはVB_{12}吸収障害による口腔粘膜炎が考えられた。かかりつけ内科医との連携により大球性低色素性貧血が確認され、VB_{12}は92pg/mLであった。200pg/mLを下回る場合にVB_{12}欠乏症を示すとされており、本症例はVB_{12}欠乏症が確認できたため、臨床診断をHunter舌炎とした。

大球性貧血の原因となる疾患としては、VB_{12}欠乏症の他、葉酸欠乏症や骨髄異形成症候群が考えられる。VB_{12}の欠乏では末梢神経障害による知覚異常や知覚鈍麻など、神経学的合併症もみられることが特徴の一つであり、味覚障害も末梢神経障害の一症候と考えられた。また、VB_{12}は貯蔵量が大きいため、摂取・吸収低下から欠乏症状が発現するまでに数年を要するといわれている。

本症例は、内科でVB_{12}の注射投与を受け、赤血球数、Hb、Ht、MCVなどが2〜3ヵ月で改善しており（表1）、同時に口腔粘膜炎も改善した（図2）。注意すべきこととして、造血の回復とともに、胃切除によって慢性的に存在する鉄欠乏状態が顕在化する場合があり、Plummer-Vinson症候群のような粘膜萎縮症状が再燃することも考えられるため、定期的な口腔内観察が必要と思われる。

表❶ 臨床検査値の推移

	初診時	治療1ヵ月	治療3ヵ月
RBC（$\times 10^4/\mu L$）	181	266	402
MCV（fL）	131	108.6	88.4
Hb（g/dL）	8.4	9.4	10.6
Ht（%）	24.1	28.9	35.5

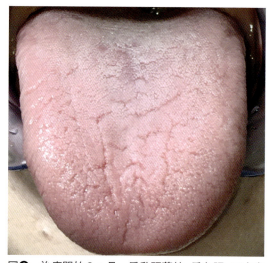

図❷ 治療開始2ヵ月。舌乳頭萎縮、舌色調、口内炎、味覚障害はそれぞれ改善した

山口孝二郎[1]　太田剛史[2]
Kojiro YAMAGUCHI　Takafumi OTA

1）鹿児島県・医療法人ハヤの会 田中矯正歯科　歯科慢性疾患診療室　〒890-0053　鹿児島県鹿児島市中央町21-41
2）鹿児島県・太田歯科クリニック　〒899-0502　鹿児島県出水市野田町下名5390-5

口腔粘膜の異常

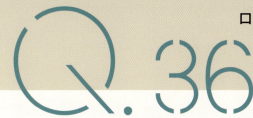

Q.36 がん治療中に遷延する口腔粘膜のびらん

患者 80歳、男性
主訴 口腔内全体が荒れて痛い。食事がしみて食べづらい
既往歴 腎盂がん術後、肺転移。薬物療法中
原病歴 上記の診断のもと、2017年8月より抗がん剤治療（ジェムザール®）が開始された。副作用で口内炎はときどき出たが、主科からのザイロリック®のうがいとステロイド軟膏で自制内に制御できていた。2018年3月、原病の進行増大を認めたため、がん主治医より薬物の変更が検討され、免疫チェックポイント阻害薬であるキイトルーダ®が開始された。

キイトルーダ®開始後より口腔内全体に違和感が出現、とくに両側頬粘膜に広範囲にわたりびらんと白色の粘膜変化が生じ、食事（とくに熱いもの）がしみて痛み、食べづらくなった。ザイロリック®のうがいとステロイド軟膏を継続したが、2ヵ月以上経過しても症状は改善せず徐々に増悪傾向を呈してきたため、紹介により当科を受診した。

現症 口腔内の清掃状態は良好。軽度の口腔乾燥があり、泡沫状の唾液の貯留がみられた。両側頬粘膜は薄い白色変化がまだら状にあり、一部に発赤やびらん、潰瘍形成がある。自発痛はないが、食事時などに接触痛がある（図1）。
臨床検査所見 特記すべき所見なし（表1）。

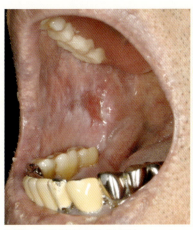
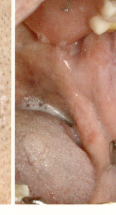

図❶　初診時の口腔内写真

表❶　初診時の血液検査結果

WBC	6,100/μL（好中球58.6%）
RBC	429万/μL
PLAT	15.0万/μL
CRP	0.29mg/dL
腎、肝機能	軽度低下あり

最も疑われる疾患名は？

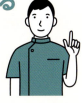

❶ 口腔のカンジダ感染
❷ 頬粘膜がん
❸ 殺細胞性抗がん剤（ジェムザール®）による口腔粘膜炎
❹ 免疫チェックポイント阻害薬（キイトルーダ®）による免疫関連有害事象

④ 免疫チェックポイント阻害薬（キイトルーダ®）による免疫関連有害事象

近年、がん薬物療法の現場において、抗PD-1抗体ニボルマブ（オプジーボ）や、抗CTLA-4抗体イピリムマブ（ヤーボイ）などの免疫チェックポイント阻害薬と呼ばれる新たな治療薬が登場し、悪性黒色腫や難治性非小細胞肺がんなどさまざまながん種で適用を得ている。本薬剤は、がん細胞に対するT細胞の免疫反応を活性化（正確には活性の抑制を解除）することにより抗がん効果を得るという、これまでの殺細胞性の抗がん剤や分子標的薬剤とはまったく異なる作用機序を有し、既存薬を超える生存期間の延長が報告されている。しかしその一方で、従来の薬剤ではみられなかった免疫関連の副作用（immuno-rerated Adverse Event）が報告されており、迅速かつ適切な対応が重要とされている。

本薬剤で最も頻度が高い有害事象は皮膚毒性であるが、口腔にも頻度は低いもののいくつかの有害事象の発症が報告されている。

・口腔乾燥症

pembrolizumab使用患者の約4〜7.2%で、口内乾燥症（一般にグレード1〜2）が報告され、唾液腺の細胞傷害性Tリンパ球浸潤を伴うシェーグレン症候群の臨床的特徴を示す。

・味覚異常

PD-1およびPD-L-1処置患者の3％未満で中等度の味覚異常（グレード1または2）が認められている。

・扁平苔癬様の粘膜変化

口腔粘膜に扁平苔癬様の変化を発症することが報告されている。病変は、網状または線状の白色の口腔粘膜変化として出現し、時に痛みや紅斑、潰瘍形成を伴う。病理学的に粘膜組織下に組織球の浸潤が認められる。局所ステロイド治療に良好に反応する。

処置および経過：殺細胞性抗がん剤（ジェムザール®）はすでに終了後長期経過しており、関連は薄いと考えられた。臨床経過と粘膜の所見から、免疫チェックポイント阻害薬（キイトルーダ®）による免疫関連有害事象（扁平苔癬様の粘膜変化）と診断、ステロイドの口腔内外用（サルコート® 50μg/day）と、粘膜保湿を目的とした含嗽を開始した。ザイロリック®の含嗽は機序から不要と考え中止した。ステロイドの口腔内外用開始後2週間程度で、痛みなどの自覚症状はほぼ消失し、粘膜の白色変化も改善傾向を示した（図2）。

半年を経過した現在もキイトルーダ®は継続中であるが、口腔内は保湿目的の含嗽と、症状が気になる際に時折塗布するステロイド軟膏で管理し、強い再燃なく良好に経過している。

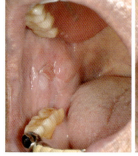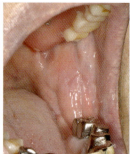

図❷ 治療開始2週間後の口腔内写真

上野尚雄　Takao UENO　国立がん研究センター中央病院　歯科　〒104-0045　東京都中央区築地5-1-1

Q.37 口腔内の白色病変

口腔粘膜の異常

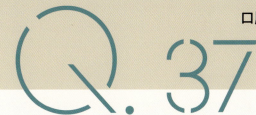

患者 58歳、男性
主訴 口腔内の白色病変の精査
家族歴・既往歴 特記事項なし
アレルギー歴 特記事項なし
現病歴 2018年4月ごろより手指爪の粗造化を自覚し、近病院皮膚科を受診。診察時に両側頬粘膜にも白色病変を認めたため、同年5月、精査・加療目的に当科紹介受診となった。
現症 体格中等度、栄養状態良好
口腔外所見 右第2、4指爪に角化亢進を認め、左第3、4、5指爪の表面も粗造化していた（図1）。
口腔内所見 両側頬粘膜、歯肉頬移行部および左側口角部に白色病変を認めた（図2）。左側頬粘膜の病変は、上顎智歯との接触を認めた。病変はいずれも軽度の接触痛を自覚するものの、症状は軽度であった。
血液所見 特記事項なし。
細菌検査 分離菌は常在菌と推定される菌腫のみで、真菌は認められなかった。
病理組織学的所見 病変部（左側頬粘膜）の生検を施行したところ、過錯角化を伴う棘細胞層の肥厚と上皮下の帯状リンパ球浸潤がみられ、異型細胞は認めなかった（図3）。

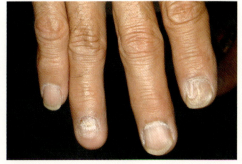

図❶ 右第2、4指爪の角化の亢進

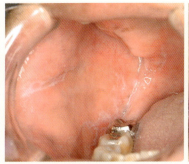

図❷ 両側頬粘膜や左側口角部にレース状の白色病変

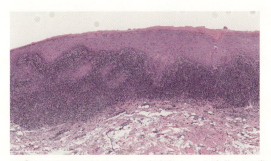

図❸ 不規則に延長した上皮突起と、上皮化には帯状のリンパ球浸潤

最も疑われる疾患名は？

① 急性骨髄性白血病
② 口腔扁平苔癬
③ 壊血病
④ 天疱瘡

② 口腔扁平苔癬

口腔扁平苔癬（Oral Lichen Planus：OLP）は日常臨床において遭遇する機会の多い病変で、中年以降の女性に多いと報告されている。好発部位は頬粘膜だが、舌や口唇、歯肉にも出現する。原因については正確には不明で、アレルギー、遺伝性、自己免疫疾患、代謝障害などの関与が考えられている。

OLPのなかには0.5～3％において悪性化することが報告されており、2017年改訂のWHO分類では口腔潜在的悪性疾患として取り扱われるようになった。OLPは類似疾患との鑑別が困難であり、さらには難治性の症例が多い。臨床的診断で扁平苔癬とされたものの正診率は60％程度で、実際には病理学的に角化症、扁平上皮がん、潰瘍、OED（上皮異形成）、天疱瘡などと診断されており、生検にて確定診断をつける必要がある[1]。

臨床視診型（Silvermanの病型分類）として、①網状型、②萎縮型、③びらん型があり、網状型は自覚症状が乏しいことが多い。本症例も網状型でほぼ自覚症状はなかった。一方、びらん型には病理組織学的に扁平上皮がんや天疱瘡である場合も多いとされている。

扁平苔癬は手背や四肢の皮膚、爪、外陰部粘膜にも好発することが知られている。爪の所見としては爪甲の縦溝、剝離、消失などが挙げられる。OLPと他部位に症状を併発する頻度は15％と報告されている。また、皮膚扁平苔癬のある患者がOLPを発症する頻度は30％とも報告されており、問診時には注意が必要である。

扁平苔癬は金属アレルギーとの関連も示唆されており、OLPと診断された患者の45％に金属アレルギーが陽性であったとの報告もある。さらにその金属アレルギー陽性患者の口腔内の金属を撤去したことで、症状が改善した症例が約20％あったとも報告されている[2]。過去にはアマルガムを除去したことで口腔、皮膚の扁平苔癬が改善したとの報告などが散見される。

OLPの治療は、免疫反応の抑制を目的に副腎皮質ステロイド軟膏の塗布が一般的に行われている。ビタミンA製剤の内服も有効とされており、その他にアルカロイド（セファランチン）や漢方薬の内服、症状が著しい場合にはステロイド内服や免疫抑制剤の内服も検討しなくてはならない。しかし、いかなる場合にも口腔衛生状態の維持が必須となる。

OLPは鑑別が難しいことが多く、必要に応じて生検の施行が望ましい。また、少ないながらもがん化することがあり、長期の経過観察が望まれる。さらに、扁平苔癬を疑う患者においては皮膚や爪の診察を行うことも推奨されており、必要に応じて皮膚科への対診も検討すべきである。また、金属アレルギーとの関連も視野に入れて治療する必要がある。

【参考文献】
1）須藤満理奈，他：初診時に口腔扁平苔癬と臨床診断した187例に関する検討．日口科誌，66：19-24，2017．
2）森山雅文，他：口腔扁平苔癬および掌蹠膿疱症の発症と金属アレルギーとの関連についての検討．日口外誌，58：718-722，2012．

山下佳雄
Yoshio YAMASHITA　　佐賀大学医学部　歯科口腔外科学講座　〒849-8501　佐賀県佐賀市鍋島5-1-1

口腔粘膜の異常

Q.38 多発性のアフタ性口内炎

患者 78歳、女性
初診 20XX年9月
主訴 口腔咽頭部の疼痛
既往歴 クローン病（69歳）寛解状態で維持療法中、血管攣縮性狭心症（77歳）、鉄欠乏性貧血（78歳）。
家族歴 兄が心筋梗塞、脳梗塞
アレルギー歴 特記事項なし
現病歴 初診5日前から39℃の弛張熱があり、口腔および咽頭痛が著明で摂食困難となったため、近医内科を受診した。同院にて抗菌薬の処方を受けるも改善がないため、精査加療を目的に当科を紹介受診した。
現症
全身所見 身長152cm、体重47kgで栄養状態は良好。体温は36.8℃であったが、倦怠感が著明であった。腹痛、下痢、外陰部症状、眼症状、皮膚症状などは認めなかった。
口腔外所見 顔貌は左右対称で顔色はやや青白色、眼瞼結膜は軽度貧血を呈しており、眼球結膜に黄疸を認めなかった。頸部リンパ節の腫脹は認めなかった。
口腔内所見 軟口蓋、両側頬粘膜、下顎歯肉に径0.5〜2mm大のアフタ性潰瘍および小疱疹を散在性に多数認めた。周囲粘膜は発赤し、自発痛、接触痛があった（図1、2）。
血液検査所見 白血球数 $79.4×10^2/\mu L$、赤血球数 $255×10^4/\mu L$、Hb 8.1g/dL、MCV 96.5fL、MCH 31.8Pg、MCHC 32.9％、Alb 3.0g/dL、CRP 3.2mg/dL、HSV（CF）32倍、VZV（CF）4倍であり、正球性貧血、低栄養、CRP高値、HSV抗体高値であった。

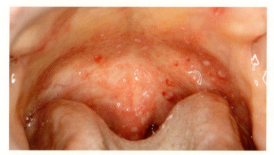
図❶ 初診時の口腔内写真（口蓋）

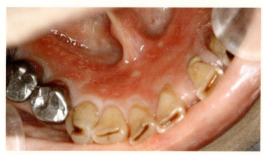
図❷ 同、口腔内写真（下顎歯肉）

最も疑われる疾患名は？

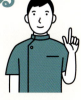

❶ ベーチェット病
❷ Plummer-Vinson症候群
❸ クローン病
❹ ヘルペス性口内炎

081

A. ③ クローン病

臨床経過：既往からクローン病の口腔病変を疑い内科へ対診したが、消化器症状はなく、寛解状態であるため否定的であると診断された。ヘルペス性口内炎を疑い抗ウイルス薬の投与を行ったが改善なく、その後も短期間に増悪を繰り返すため（図3）、上部消化管内視鏡検査を行ったところ、咽喉頭や上下食道に多発性のアフタを認めた（図4）。クローン病の再燃による口腔、咽喉頭、食道のアフタと診断され、インフリキシマブ（抗TNF-α抗体）およびステロイドの全身投与が開始され、以後症状は軽快した。

考察：再発性アフタは日常診療で高頻度に遭遇する口腔粘膜疾患であるが、ベーチェット病やPFAPA症候群、フェルティ症候群、周期性好中球減少症、クローン病、ライター病、HIVなどの全身疾患の部分症状として口腔内に発現することがある。

　クローン病は回腸末端部に好発する潰瘍や、線維化を伴う肉芽腫性炎症性病変であり、近年増加傾向である。病変は非連続性で、口腔から肛門までの消化管のあらゆる部位に起こり得る。好発年齢は10代後半から20代で、性差は約2：1で男性に多い。発症原因は不明であるが、遺伝的因子、環境因子（ウイルスや細菌感染、腸内細菌叢の変化、食餌性抗原など）などが複雑に関与し、免疫系の異常が生じると考えられている。

　症状は腹痛、下痢、体重減少、発熱、肛門病変などである。腸管外合併症としては貧血、末梢関節痛・炎、強直性脊椎炎、口腔内アフタ、皮膚症状、虹彩炎、成長障害などがある。治療は内科的治療（薬物治療、栄養療法）と外科的治療があり、薬物療法としてステロイド、5-アミノサリチル酸、免疫調節薬（アザチオプリン、6-MP）、抗TNF-α抗体（インフリキシマブ、アダリムマブ）などがある。

　口腔内アフタはクローン病の4〜14%に合併し、小児ではより高率（48〜80%）に発症するといわれている。多くは腸病変と同時期に発症するが、腸病変に先行するものも30〜60%あるとされ、本疾患の診断上重要な先駆症状である。

　再発性アフタは全身疾患に関連している場合があることを念頭に置き、口腔内所見だけでなく全身症状の把握に努めるとともに、医科への対診を適切に行うことが望まれる。

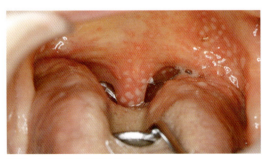

図❸　再燃時の口腔内写真

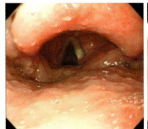 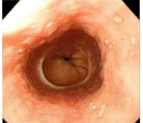

a：下咽頭部　　　　　　b：下部食道
図❹　上部消化管内視鏡写真

雨河茂樹
Shigeki AMEKAWA　　市立池田病院　歯科口腔外科　〒563-8510　大阪府池田市城南3-1-18

口腔粘膜の異常

Q.39 顔面・口腔内のびらんおよび水疱性疾患

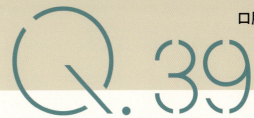

患者 85歳、女性
主訴 下唇およびオトガイ部のびらんおよび水疱形成、疼痛
既往歴 ACPA陽性関節リウマチ、2型糖尿病、脂質異常症。メトトレキサート®、フォリアミン®、タケプロン®、エクア®、ベネット®、リバロ®服用中。
家族歴 なし
現病歴 2日前より左下唇の違和感を自覚。次第に違和感が痛みに変わり、皮膚および口腔粘膜にびらんを認めたためかかりつけ歯科を受診、高次医療機関受診を勧められ、当院を紹介され来院した。
現症
全身所見 栄養状態良好、体温37.1℃。バイタルサインは安定していた。
口腔外所見 左側下唇皮膚および左側オトガイ部に、び漫性の水疱形成およびその自壊を認める（図1）。
口腔内所見 左側頬粘膜にびらんおよび水疱形成を認める（図2）。
臨床検査所見 WBC 9,700/μL、CRP 1.05mg/dL でともにやや上昇。その他、特記すべき異常所見なし。

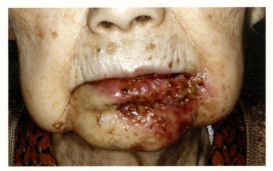

図❶ 初診時の顔貌写真

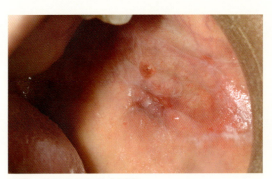

図❷ 初診時の口腔内写真

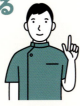

最も疑われる疾患名は？

❶ 尋常性天疱瘡
❷ 肉芽腫性口唇炎
❸ 帯状疱疹
❹ ヘルペス性口唇炎

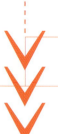

A. ③ 帯状疱疹

原因：帯状疱疹は、体内に過去の水痘感染以降に潜伏感染している水痘帯状疱疹ウイルスの再活性化が原因であり、他人から感染して発症することはない。しかし、水痘に罹患したことがない人物には、接触感染などで水痘として感染するおそれがある。

病態：一度水痘に罹患すると、たとえ治癒しても水痘のウイルスが神経節中に潜伏感染する。ストレス、老齢、化学療法などにより免疫力が低下し、ウイルスが神経細胞を取り囲んでいるサテライト細胞の中で再度増殖することによって生じるのが帯状疱疹である。
60歳台を中心に50歳台から70歳台に多くみられるが、過労やストレスが引き金で若年者に発症することもある。

　一般的な症状としては知覚神経の走行に一致して、皮疹出現の数日前から違和感や疼痛が出現することが多い。その後、一般に帯状に紅色丘疹・浮腫性紅斑・紅暈を伴う小水疱が列序性に出現し、疼痛や搔痒感を伴う。
一般に帯状疱疹は予後良好とされているが、高齢者や免疫不全者ではウイルス性髄膜炎などを継発し、重症となる場合もある。

診断：血液や水疱内容液のウイルス価を測定することで容易に診断可能だが、結果が出るまでに時間がかかることから、日常臨床では臨床所見から臨床診断し、治療に移行することが多い。

治療：アシクロビルなどの抗ウイルス薬が有効で、点滴や内服による治療により治癒までの期間短縮が期待できる。ただし、抗ウイルス薬は水痘・帯状疱疹ウイルスの増殖抑制効果のみを有するため、症状出現後72時間以内に投与しないと効果が期待できない。よって、病初期以外は症状を緩和する対症療法が主となる（鎮痛目的でアセトアミノフェン、口腔症状緩和目的にアズレン系含漱剤など）。

　また、他のウイルス感染症同様に十分な休養、安静、栄養補給も重要である。

補足：帯状疱疹が治癒したにもかかわらず、症状出現部位に神経痛様症状が出現することがある。これを帯状疱疹後神経痛という。高齢者に多く出現するとされ、全帯状疱疹の約30%で出現するとされている。治療はプレガバリンなどの内服が主だが、重症例では神経ブロックを施行する場合もある。

処置および経過：初診時にウイルス価を測定したが、結果が判明するまで時間がかかるため、臨床所見から帯状疱疹と診断した。抗ウイルス薬は症状出現後72時間以内に投与する必要があるため、腎機能を確認後バラシクロビル塩酸塩3,000mg分3およびアセトアミノフェン1,500mg分3を処方した。

　1週間後に症状は軽快し、術後の疼痛もなく経過は良好である。

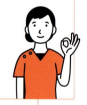

城代英俊　　小笠原健文
Hidetoshi JODAI　　Takefumi OGASAWARA　　町田市民病院　歯科・歯科口腔外科　〒194-0023　東京都町田市旭町2-15-41

口腔粘膜の異常

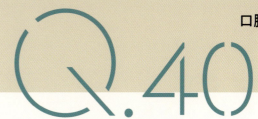

口唇・口腔内のびらん

患者 52歳、男性

主訴 口腔周囲のびらんによる摂食障害

既往歴 高血圧症にて2ヵ月前からカンデサルタン内服。胆嚢結石にて31歳時に胆嚢摘出術（タバコ：10本/日、酒：週1回）。

家族歴 特記事項なし

現病歴 2ヵ月前より声が出にくくなり、近医耳鼻咽喉科を受診。1ヵ月程度で声が出やすくなったが、口腔内にびらんができ、軟膏を塗布したものの改善がないため、当科へ紹介となった。

現症 下唇、頬粘膜、舌縁部、舌下部にびらんがあり、接触痛で食事ができない。

全身所見 160㎝、70㎏。体温36.6℃。左右の眼球結膜に軽度充血が認められた。精査すると陰部にもびらんが見られ、右背部と左大腿部皮膚に弛緩性の水疱が認められた。

口腔内所見 下唇、頬粘膜、舌、歯肉に発赤、易出血性のびらんあり（図1、2）。自発痛はないが、接触痛あり。

内視鏡所見 喉頭浮腫なし、声帯麻痺なし（表1）。

表❶ 血液検査①

WBC	5,460（好中球 66.5%、リンパ球 26.4%、単球 4.4%、好酸球 2.0%、好塩基球 0.7%）					
RBC	531万	Na	141	AST	19
Hb	15.6	K	4.6	ALT	17
Ht	47.3	Cl	103	γGTP	47
PLT	21.6万	Ca	9.3	HSV IGG	206
TP	7.3	BUN	12	HSV IGM	0.15
ALB	4.0	Creatinine	1.03	VZV IGG	29.9
A/G	1.2	eGFR	60	VZV IGM	0.20
TB	1.1	Glu	76	CMV抗原	陰性
CRP	0.418	AMY	39	B-D-グルカン	7未満

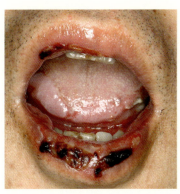

図❶ 初診時の口唇写真

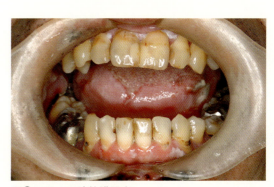

図❷ 同、口腔粘膜写真

最も疑われる疾患名は？

1. 単純ヘルペス性歯肉口内炎
2. ベーチェット病
3. 帯状疱疹
4. 尋常性天疱瘡
5. 落葉状天疱瘡

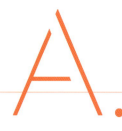

④ 尋常性天疱瘡

原因：不明。ヘルペスウイルス感染を伴う尋常性天疱瘡例の多さから、天疱瘡の罹患もしくは悪化に対するHSV 1、HSV 2、HHV 2の関与も考察されているが、判然としない。

病態：上皮細胞間接着因子デスモグレインに対するIgG自己抗体により、皮膚や粘膜にびらんを生じる自己免疫性水疱症。

一般的な症状：天疱瘡は尋常性と落葉状がある。尋常性はおもに粘膜に症状を来すが、粘膜皮膚型では大量の水分喪失、感染合併を来して重症化することもある。

診断：尋常性天疱瘡（ヘルペスウイルス感染を伴う）。

口唇に症状が出ており、血液検査でもHSV抗体が高値であり、一見するとHSV（単純ヘルペスウイルス）1型の感染による単純ヘルペス性歯肉口内炎が疑われる。HSVには口唇、顔面などの上半身に発症する1型と、おもに性器を中心とする下半身に発症する2型がある。以前は、ほとんどの人が子どものうちに家族から口唇ヘルペスに感染していたが、現在では成人になってから初感染し、発熱を伴って広範囲に5㎜程度の水疱が多発して、ヘルペス性歯肉口内炎となる人もいる。通常は2～3週間で症状が治まるが、ウイルスは神経節に潜んで、疲労やストレスなどの免疫力の低下に伴って再活性化する。

帯状疱疹の場合は、左右別の三叉神経支配領域に沿った水泡形成が特徴的であるが、両側の口唇、口腔粘膜にびらんが出現している点で異なる。

この症例の場合、2ヵ月程度口唇や口腔粘膜の症状が持続して難治性であり、右背部と左大腿部皮膚にも水疱があり、HSV感染のみではない可能性に気づく必要がある。

ニコルスキー現象は著明ではなかったが、血液検査で抗デスモグレイン3抗体が1,000以上であり、口腔粘膜と背部皮膚の組織生検で基底層直上棘融解、上皮内水疱が認められ、直接蛍光抗体法でも上皮細胞間にIgGの沈着が認められた。HSV感染を思わせる多核巨細胞も認められた。抗デスモグレイン1抗体は11.7であり、粘膜優位型尋常性天疱瘡と考えられ、皮膚症状のみの落葉状天疱瘡は除外される（**図3、表2**）。

治療：自己抗体の産生と働きを抑える免疫抑制療法として、ステロイド内服、免疫抑制剤併用、血漿交換療法、大量免疫グロブリン療法、ステロイドパルス療法など。

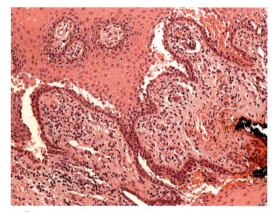

図❸　口腔粘膜の病理組織像

表❷　血液検査②

抗デスモグレイン1抗体	11.7
抗デスモグレイン3抗体	1,000以上
抗BP180抗体	3.0未満

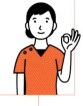

濱田 傑[1]　　木下優子[2]　　榎本明文[2]　　1）清恵会病院　歯科口腔外科　〒590-0064　大阪府堺市堺区南安井町1-1-1
Suguru HAMADA　　Yuko KINOSHITA　　Akifumi ENOMOTO　　2）近畿大学病院　歯科口腔外科　〒589-8511　大阪府大阪狭山市大野東377-2

口腔粘膜の異常

Q.41 口腔粘膜多発潰瘍

患者 74歳、男性
初診 2019年6月
主訴 舌の疼痛
既往歴 2014年、喉頭がんにて放射線治療。2019年5月、アルツハイマー型認知症。その他、慢性閉塞性肺疾患（COPD）、白内障があり、常用薬はメマンチン塩酸塩のみであった。
現病歴 初診の数ヵ月前に舌背部の粘膜が剝離、出血し、摂食時に疼痛を認めたため、近歯科を受診。含嗽薬が処方されたが、症状の改善はなかった。今回、肺がん治療を目的に当院呼吸器内科に入院した際、舌潰瘍と出血を指摘され当科へ紹介となった。
現症
全身所見 やせ型で発熱や倦怠感はなく、消化器、眼症状などはなかった。
口腔内所見 両側舌縁部および舌背部と右側頬粘膜、下唇部に大小、不定形で一部で偽膜を伴った潰瘍がみられた（図1）。また、病変周囲の硬結や出血はなかったが、接触痛がみられた。
画像所見 パノラマX線写真でとくに異常像はみられなかった。
血液検査所見 血液検査ではCRP値1.28mg/dLと軽度上昇を示したが、その他異常値はなく、抗デスモグレイン1、3抗体、抗BP180抗体も基準値内であった。また、単純ヘルペスウイルス、帯状疱疹ウイルス、サイトメガロウイルス抗体価はそれぞれ32倍、8倍、32倍であった。
細菌培養検査所見 α溶血性連鎖球菌が検出された。

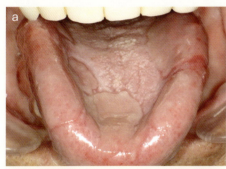
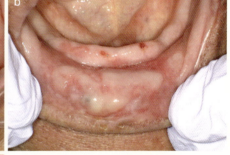
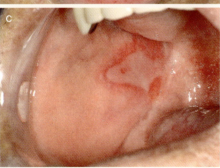

図❶ 初診時の口腔内写真。舌（a）、下唇（b）、右側頬粘膜（c）に大小、不定形の潰瘍を認める

最も疑われる疾患名は？
❶ アフタ性口内炎
❷ 天疱瘡／類天疱瘡
❸ 悪性腫瘍
❹ サイトメガロウイルス感染症

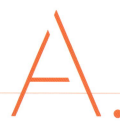

❹ サイトメガロウイルス感染症

A.

　サイトメガロウイルス（*cytomegalovirus*：CMV）はヘルペスウイルス科・βヘルペス亜科・サイトメガロウイルス属を代表する2本鎖DNA ウイルスであり、おもに幼児時に感染し、ほとんどが不顕性感染のかたちで生涯にわたり潜伏感染するが、わが国における成人の80〜90%は CMV 抗体陽性であると報告されている。

　通常、健常人は無症状で体内からは CMV は検出されないが、臓器、幹細胞移植患者や AIDS 患者などの免疫不全者での発症はよく知られている。その他、免疫抑制化学療法を受けている患者においても潜伏感染していた CMV が再活性化し、肺、消化管、網膜、ときに口腔内などにさまざまな症状を引き起こし、重篤化することもある。

　自験例ではアズレンスルホン酸含嗽で2週間経過観察を行ったが、改善がみられなかったため、舌より生検を施行した。病理組織学的所見として、H-E 染色では、間質に高度の炎症性細胞浸潤を認めるが悪性所見はなく、核内封入体を有する細胞がみられ、抗 CMV 抗体免疫染色により陽性細胞を認めたため（図2）、CMV 感染による口腔粘膜多発潰瘍と診断した。肺、消化管、網膜など全身他部位への感染の有無を検索したが、CMV 感染はみられなかった。

　治療として抗サイトメガロウイルス薬であるバルガンシクロビル投与を開始したところ、内服6日目より潰瘍は治癒傾向を示し、16日目には接触痛などもなく、すべての部位で潰瘍は消失した。

　前述したとおり、CMV 感染症は造血幹細胞移植後、あるいは HIV/AIDS 患者だけでなく、がん、あるいはステロイドなど免疫抑制状態にある患者においても、時に発症することがあり注意が必要である。難治性で他に診断のつかない口腔内粘膜の、とくに潰瘍性病変を認めた際には、CMV 感染症も疑い生検を考慮すべきである。

　さらに、CMV 感染と確定した際には、他部位での感染の有無を確認することが肝要である。

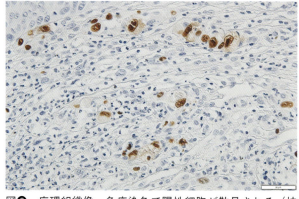

図❷　病理組織像。免疫染色で陽性細胞が散見される（抗 CMV 抗体免疫染色、×200）

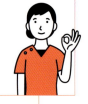

野村城二
Joji NOMURA　　　伊勢赤十字病院　歯科口腔外科　〒516-8512　三重県伊勢市船江1-471-2

Q.42 遷延する口腔粘膜全体のびらん

口腔粘膜の異常

患者 40代、女性

主訴 両側頬粘膜が荒れて痛い。食事がしみて食べづらい

既往歴 慢性骨髄性白血病、臍帯血移植後。原病は寛解を維持しており、現在、PSL 5 mg/day内服中。

原病歴 半年前より両側頬粘膜を中心に口腔内全体の発赤・白色変化、偽膜形成などを認めるようになり、食事がしみて食べづらくなった。近医歯科などを受診し、含嗽剤などの対応を継続したが、6ヵ月以上経過しても症状が改善しないため、紹介により当科を受診した。

現症
- 口腔内の清掃状態は良好。強い口腔乾燥あり。
- 両側頬粘膜；発赤、まだら状の薄い白色変化。歯列の触れる箇所には歯の圧痕に合わせるように白色の偽膜を形成。自発痛はないが、食事時などに接触痛あり。
- 舌粘膜；全体的に薄い白色変化がみられる。粘膜の菲薄化、および左舌裏面に小さい潰瘍形成あり。
- 口蓋粘膜；まだら状の白色変化あり。

臨床検査所見 特記すべき所見なし。

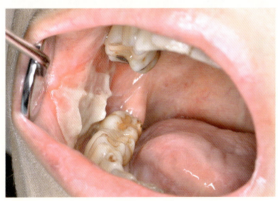
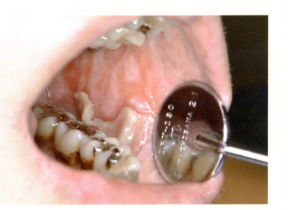

図❶ 初診時の口腔内写真

最も疑われる疾患名は？

❶ 口腔の表在性カンジダ感染
❷ 頬粘膜がん
❸ 慢性GVHD（移植片対宿主病）の口腔症状
❹ 薬剤性の口腔粘膜炎

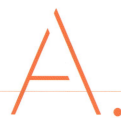

❸ 慢性GVHD（移植片対宿主病）の口腔症状

移植片対宿主病（以下、GVHD）は、移植したドナー由来の細胞が患者の体を他人と認識して起こす免疫反応である。慢性GVHDは、移植からおよそ3ヵ月以降に発症することが多く、発症頻度は末梢血幹細胞移植で60％程度、骨髄移植で40％程度である。口腔に関しては、口腔粘膜障害、粘膜萎縮、歯肉炎、疼痛、唾液分泌低下などが症状として現れる（表1）。

慢性GVHDは、移植後残存するがん細胞に対する免疫効果を発揮する（移植片対腫瘍効果）と考えられ、病状によってはメリットになることがある一方、重症化すると感染症を併発し、QOLの低下を招くため、適切な管理・制御が重要とされている。日本造血幹細胞移植学会の移植後長期フォローアップガイドラインでは、移植後6ヵ月、1年、以降毎年の歯科検診が推奨されている。

●慢性GVHDの口腔症状の対応

・**口腔衛生管理**

口腔の自浄性の低下にステロイド服用による易感染リスクがあるため、口腔衛生管理を行う。

・**口腔粘膜への刺激を抑える**

熱い食べ物や刺激のある食品を避ける。適合の悪い義歯や鋭縁部がある適合不良の補綴物なども粘膜への刺激となるため、積極的に調整する。

・**局所のステロイド治療**

口腔衛生管理を行いながら、口腔用ステロイド製剤で局所の治療を積極的に行う。

・**口腔の疼痛に対し、リドカインの外用を検討する**

<u>処置および経過</u>：口腔内の培養ではカンジダ（－）、擦過細胞診でもClass 2との結果であり、臨床経過と粘膜の所見から慢性GVHDの口腔症状と診断し、ステロイドの口腔内外用（サルコート50mg/day）と、専門的口腔衛生管理、粘膜保湿を目的とした含嗽を開始した。ステロイドの口腔内外用開始後、2週間程度で粘膜の粗造感、痛みなどの自覚症状は緩和し、粘膜の白色変化も範囲が縮小し、現在も強い再燃なく良好に経過している。

表❶　慢性GVHDの臨床徴候（口腔）（日本造血・免疫細胞療法学会ガイドライン GVHD 第4版〔2017年9月改訂〕より引用改変）

診断的徴候 （その所見単独で慢性GVHDと診断できるもの）	特徴的徴候 （特徴的であるが臨床所見だけでは診断価値がなく、組織学的、画像所見などにより証明され、他疾患が否定される場合に診断できるもの）	共通徴候 （急性GVHD、慢性GVHDどちらでもみられるもの）
扁平苔癬様変化（leukoplakiaは二次がんの可能性があるため徴候から削除）	口腔乾燥症、粘膜萎縮、粘液嚢腫、偽膜形成、潰瘍形成	歯肉炎、口内炎、発赤、疼痛

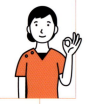

上野尚雄
Takao UENO　　国立がん研究センター中央病院　歯科　〒104-0045　東京都中央区築地5-1-1

Q.43 歯肉と頬粘膜の白色病変

口腔粘膜の異常

患者 74歳、女性
主訴 4〜6 歯肉と左側頬粘膜の白色病変
現病歴 近医にて口腔管理中に白色病変を指摘され、精査・加療目的に本院へ紹介となった。
既往歴 高血圧（アムロジピン処方）、大腸ポリープ（良性・2年前に手術）。
家族歴 特記事項なし
アレルギー（薬物・食物） 特記事項なし
現症 4〜8 相当部頬側・舌側の歯肉と左側頬粘膜に白色病変（図1）を認めた。自覚症状はなく、患者本人も気づかなかったとのことであった。自発痛と圧痛は認めなかった。歯肉と頬粘膜の白色病変部表面は粗造で、歯肉病変は約45×25mmの大きさで、頬粘膜は鱗状であり、白色病変はガーゼで擦っても剝離できなかった。歯周組織検査（6点法）では、4〜6 の歯周ポケットはすべて3mm以下で動揺は認めなかった。5〜7 欠損部に義歯は装着されていなかった。
画像所見 パノラマX線画像では、全顎的に軽度の水平性歯槽骨吸収を認め、75 に垂直性骨吸収と 6 に重度の歯槽骨吸収を認めた（図2）。

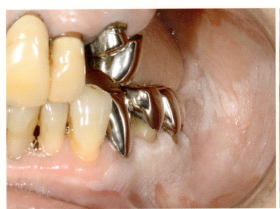
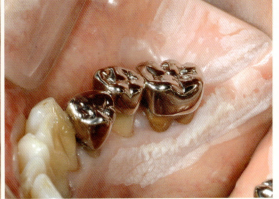

図❶ 初診時の口腔内写真（右図：ミラー像）

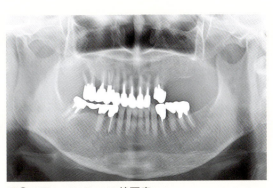

図❷ 同、パノラマX線写真

最も疑われる疾患名は？

① 白板症
② 歯肉癌
③ 口腔カンジダ症
④ 壊死性潰瘍性歯肉炎

091

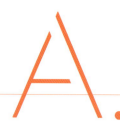

A.

① 白板症

　白板症は高齢者に好発し、男性に多い傾向があり（女性の2倍）、歯肉や舌、頬粘膜、口腔底、口蓋に多い。摩擦によって除去できないことが特徴で、口腔潜在的悪性疾患の1つとされ、口腔内の角化性変化については、癌化（上皮性異形成を含む症例では15.3％）を念頭におく必要がある。誘因として、タバコ、アルコール飲料、口腔内の局所的な機械的、物理的、化学的刺激や不適合補綴装置が挙げられる。

　治療法として、病的因子の除去と外科的切除が挙げられる。切除については、上皮性異形成の程度と病変の大きさや表面性状などを参考にして考えなければならない。病変の一部が粗造である場合、生検により上皮性異形成を生じているか、上皮内癌あるいは浸潤癌へ進行していないかを診断する必要がある。

　本症例のように、口腔内に広範囲に認められる病変は、全切除すると機能障害を引き起こすため、総合的に考えなければならない。患者との話し合いでやむを得ず経過観察を行う場合は、注意深い観察が必要である。切除の有無にかかわらず、3～6ヵ月ごと（厳重な場合、1～2ヵ月ごと）に口腔粘膜全体の十分な観察を行う。

　本症例では、確定診断のため、左側頬粘膜と頬側歯肉から採取した検体の病理組織検査により、頬粘膜・歯肉検体ともに、High gradeの上皮性異形成症、過誤角化、上皮脚の不規則な伸長など構造異型に加え、細胞の大型化、核腫大、細胞間橋の明瞭化などの細胞異型が認められた（図3）。Grocott染色やPAS染色では、カンジダなどの真菌は認められなかった。

　上記結果より、病理組織学的には、上皮性異形成と歯肉過誤角化と診断された。患者に、癌化の可能性（発見から癌化まで平均5.6年）と病変切除について説明を行ったが、外科治療を望まれなかったため、経過観察となった。現在（初診より5年半）、白色病変の範囲や表面性状に著変は認められないが、舌側歯肉は生検を行っていないため、とくに注意して経過観察を行う必要があり、場合によっては、生検を検討しなければならない。

【参考文献】
1）榎本昭二，道 健一，天笠光雄，小村 健（監）：最新口腔外科学　第5版. 医歯薬出版，東京，2017：235-236, 363-365.
2）白砂兼光，古郷幹彦（編）：口腔外科学　第4版. 医歯薬出版，東京，2020：193-195.
3）野村武史：特集　口腔粘膜疾患のすべて　口腔粘膜の腫瘍性病変. MB Derma, 304：83-93, 2021.
4）安本眞美，他：舌白板症に対する切除生検―病理診断と設定すべき安全域について―. 頭頸部癌, 47(3)：313-315, 2021.

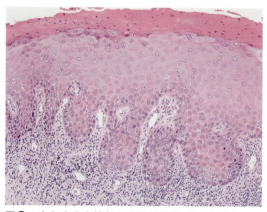

図❸　白色病変生検部の病理組織像（HE染色）

湯本浩通[1]　山村佳子[2]　石丸直澄[3]　宮本洋二[4]
Hiromichi YUMOTO　Keko YAMAMURA　Naozumi ISHIMARU　Yoji MIYAMOTO

1）徳島大学大学院医歯薬学研究部　歯周歯内治療学分野
〒770-8503　徳島県徳島市蔵本町3-18-15
2）順天堂大学医学部歯科口腔外科
〒113-8431　東京都文京区本郷3-1-3
3）東京科学大学口腔病理学分野
〒113-8510　東京都文京区湯島1-5-45
4）1）特命教授

Q.44 繰り返し出現するびらん

口腔粘膜の異常

患者 74歳、男性
初診 2022年10月
主訴 両側下顎歯肉の疼痛、出血
現病歴 かかりつけ歯科にて、3ヵ月ごとの歯周病管理がなされていた。2022年8月、両側下顎大臼歯の歯肉頬移行部にびらんを生じるようになり、同歯科を受診した。原因不明で経過観察とされていたが、びらんは繰り返し、他の部位にも生じることがあり、ときどき出血もみられたため、精査目的に紹介され受診となった。
既往歴 高血圧症、白内障術後
常用薬 カンデサルタン錠4mg；1錠/日、カルナクリン錠50；3錠/日
現症
全身所見 体格中等度、栄養状態は良好であった。四肢に掻き傷が数ヵ所みられた。
口腔外所見 顔貌は左右対称で皮疹はみられなかった。
口腔内所見 両側下顎大臼歯の歯肉頬移行部に白苔がみられた。3|部頬側歯肉に水疱があり、内部に血液が貯留していた（**図1**）。また、左側下顎臼歯部舌側歯肉に幅広く発赤を生じていた。
免疫血清学的検査所見
CLEIA法 抗BP180抗体……55.7U/mL（上限値8.9U/mL）、抗デスモグレイン1抗体＜3.0U/mL（上限値19U/mL）、抗デスモグレイン3抗体＜3.0U/mL（上限値19U/mL）。
蛍光抗体間接法 抗表皮基底膜部抗体……陰性、抗表皮細胞膜（間）抗体……陰性。

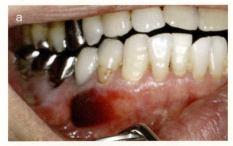
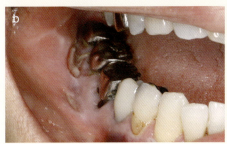 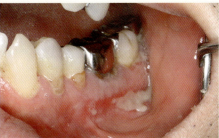

a：3|部歯肉の水疱。内部に血液貯留がみられる
b：両側下顎歯肉頬移行部の白斑

図❶ 初診時の口腔内写真

最も疑われる疾患名は？
① 血腫
② 尋常性天疱瘡
③ 類天疱瘡
④ 口腔扁平苔癬

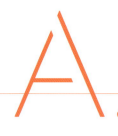

③ 類天疱瘡

A.

　口腔粘膜に繰り返すびらんがあり、受診時には内部に血液の貯留した水疱がみられたことから、水疱性疾患を疑った。水疱部を生検し、病理組織学的に以下の所見がみられた。

<u>病理組織学的所見</u>：上皮と上皮下組織に乖離があり、上皮に異型はみられないが、基底層に変性・壊死がみられる。間質に好酸球の浸潤は目立たない（図2）。

　生検の結果から類天疱瘡を疑い、血液検査を行い、CLEIA法にて抗BP180抗体を検出した。粘膜主体の病変であったことから粘膜類天疱瘡と診断し、皮膚科に対診、ステロイド療法が開始され、症状は軽減した。

　類天疱瘡は自己抗体によって、基底細胞の基底側のヘミデスモゾーム形成が障害され、皮膚・粘膜に基底細胞下水疱が生じる疾患である。おもに皮膚に症状が現れる水疱性類天疱瘡と、粘膜に現れる粘膜類天疱瘡に大別される。

　粘膜類天疱瘡はBP180やラミニン332などの表皮基底膜部抗原に対する自己抗体（おもにIgG）により表皮下水疱やびらん性病変が粘膜優位に生じる。比較的稀な疾患で、水疱性天疱瘡よりやや若年の60歳代に好発する。性差はあきらかではない。口腔内のみの症例も多く、軽症の場合は単なる口内炎として治療されていることもある。歯肉での症状が目立つ場合、剥離性歯肉炎とも呼ばれる。皮膚病変はまったくないか、あっても軽微である。

　類天疱瘡の確定診断には、生検が必須である。病理組織学的には粘膜上皮下水疱を呈し、通常、水疱性類天疱瘡より炎症細胞浸潤は少ない。

　治療は低リスク群（口腔粘膜±皮膚の限局性病変）と高リスク群（広範囲あるいは進行性の口腔粘膜病変、あるいは眼、外陰部、鼻咽腔、喉頭あるいは食道病変）にわけて治療方針が立てられる。低リスク群ではステロイド外用やDDS（ダプソン）内服療法、テトラサイクリン・ニコチン酸アミド併用内服療法が用いられる。高リスク群でも軽症の場合、低リスク群と同様の治療が選択される。高リスク群で重症の場合は、大量のステロイド内服療法や免疫抑制療法が行われる。

【参考文献】
1）氏家英之, 他：類天疱瘡（後天性表皮水疱症を含む）診療ガイドライン. 日皮会誌, 127（7）：1483-1521, 2017.

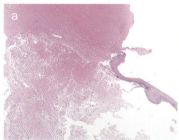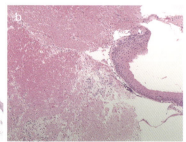

図❷　病理組織像（HE染色）。上皮と上皮下組織に乖離があり、間質に好酸球の浸潤は目立たない（a：弱拡大、b：強拡大）

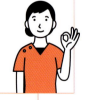

成相義樹　松江市立病院　歯科口腔外科　〒690-8509　島根県松江市乃白町32-1
Yoshiki NARIAI　島根大学医学部　歯科口腔外科学講座　〒693-8501　島根県出雲市塩冶町89-1

口唇の異常

Q.45 乳児の上口唇に認めた小孔

患者 生後2ヵ月、女児
初診 2017年1月
主訴 上口唇正中の小孔
現病歴 出生時より上口唇人中窩に小孔を認めたことから、出生した産院より当科へ紹介受診となった。
既往歴 特記事項なし
現病歴 特記事項なし

現症 体重4.6kg、身長55.8cm、発育良好。呼吸障害や哺乳不良は認めず、特異顔貌や顎顔面の形成異常も認めなかった。初診時に上口唇人中窩の正中に点状の小孔を認めた。小孔周囲に腫瘤は触知せず、また発赤・腫脹などの炎症所見は認めなかった。小孔は上口唇を貫通せず、小孔の裏面に相当する口腔前庭粘膜に病的な所見は認めなかった（**図1**）。

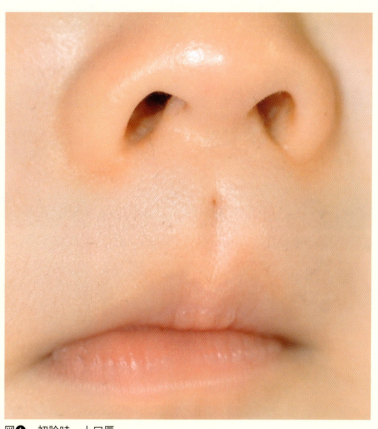

図❶ 初診時、上口唇

最も疑われる疾患名は？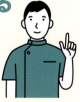

① 正中痕跡唇裂
② 先天性唾液腺瘻
③ 類皮嚢胞
④ 顎骨骨髄炎

095

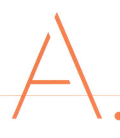

❸ 類皮嚢胞

　類皮嚢胞は全身に生じ、その30〜40％が頭頸部領域に発生するとされる。頭頸部での好発部位は上眼瞼で、次いで口底部が多い。胎生期の成長突起の癒合時に外胚葉組織が嵌入することによって生じるといわれており、先天性のものが多いが、発育が緩徐なために発症年齢は20〜30歳代となる。

　本症例では、当初は先天性唾液腺瘻が上口唇正中に生じたものと診断し、児の成長を待機してからの瘻孔切除を予定していた。しかし初診後6ヵ月に、小孔の裏面に相当する上顎口腔前庭部に小指頭大の弾性軟の腫瘤が出現した（図2）。MRI検査によってT2強調画像で上口唇正中に境界明瞭で類円形の高信号領域を認め（図3）、超音波検査では同部には内部にやや不均一な液状の内容物を含む嚢胞状の構造を認めた。病変からは皮膚表面へ向かう管状の構造を認めた（図4）。

　以上の所見から類皮嚢胞と診断し、初診から10ヵ月後に全身麻酔下で嚢胞摘出術を施行した。上顎口腔前庭を切開し鈍的に剥離を進めると、弾性軟で乳白色の病変を認めた。周囲組織との癒着は認めなかった。病変の皮膚側には索状の構造物が上口唇の小孔まで連続していた（図5）。上口唇小孔周囲の皮膚まで一塊として病変の摘出を行った。内容物はクリーム状で（図6）、病理診断は汗腺や皮脂腺を有する角化重層扁平上皮に裏装された類皮嚢胞であった（図7）。

　摘出後の治癒経過は良好であり、現在まで再発の所見は認めない。

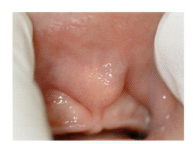

図❷　初診後6ヵ月で口腔前庭に出現した腫瘤

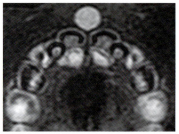

図❸　MR画像（T2強調）。類円形、境界明瞭の高信号領域

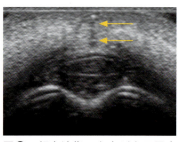

図❹　超音波像。上方が上口唇皮膚表面。矢印に表層へと連続する管状構造を示す

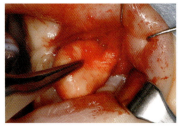

図❺　術中所見。腫瘤本体から上口唇の小孔へと索状構造が存在した

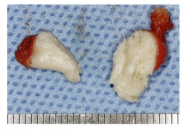

図❻　摘出物

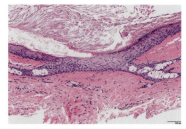

図❼　H-E染色

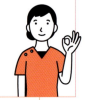

山西　整
Tadashi YAMANISHI　　大阪母子医療センター　口腔外科　〒594-1101　大阪府和泉市室堂町840

口唇の異常

Q.46 掻痒感を伴う口唇の腫れ

患者 78歳、女性
主訴 口唇のひりひり感
家族歴 特記事項なし
既往歴 軽度認知症はあるが、介護士のデイケアを受けながら自宅で生活。その他、常備薬や特記事項なし。
現病歴 2週前から上下口唇に違和感を覚え、自宅にあった消毒薬を自分で口唇周囲に塗布し消毒していたが、ますます口唇の腫脹、発赤が増悪し、掻痒感がピリピリとした痛みになってきたため、介護士同伴で当科を受診した。
現症
全身所見 体格中等度、栄養状態良好。四肢や体幹に皮膚症状なし。
口腔内所見 上下口唇に赤唇だけでなく皮膚移行部まで発赤を伴うび漫性腫脹を認めた（図1）。また、両側口角部に潰瘍を伴う口角炎を認め、開口障害もみられた（図2）。口腔前庭や固有口腔には潰瘍やびらんはみられず、口腔粘膜にも異常はなかった。
画像所見 口唇の炎症を惹起し得る歯性病巣は認められなかった。
各種臨床検査結果 RBC 421×10⁴㎣、WBC 7,800㎣、PLT 14.3×10⁴㎣、抗デスモグレインⅢ抗体（－）、抗デスモグレインⅠ抗体（－）、抗BP180抗体（－）、真菌検査（－）。

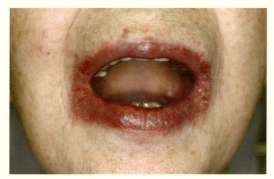

図❶ 初診時の開口時写真

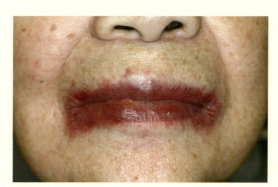

図❷ 初診時の閉口時写真

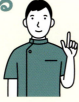

最も疑われる疾患名は？

① 天疱瘡
② 帯状疱疹
③ 口腔カンジダ症
④ 薬剤性口唇口角炎

097

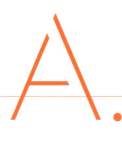

④ 薬剤性口唇口角炎

天疱瘡は自己免疫疾患であり、口腔粘膜や全身の皮膚に水疱が発生する。自験例では、症状は口唇と口角のみで、四肢や体幹、さらに口腔内の粘膜にもニコルスキー現象からの潰瘍やびらんなど異常が認められなかったことや、抗デスモグレインⅢ抗体も抗デスモグレインⅠ抗体も陰性であったことより、天疱瘡とは考えにくい。

次に、帯状疱疹は、水痘ウイルスの回帰感染で免疫力の低下時に神経領域に合致して片側性に発生する。自験例では上下唇の周囲全体に発生していたため、帯状疱疹とは考えにくい。

口腔カンジダ症は、抗菌薬の投与による口腔内細菌叢の変化や、高齢者など免疫力の低下時に好発するが、自験例では、抗菌薬の服用もなく、口腔内粘膜にも異常がなく、真菌検査も陰性であったため、カンジダ症とは考えにくい。

最後に、薬剤性口唇口角炎であるが、今回、患者への医療面接で自宅にあった消毒薬を自分で口唇に塗布しているとの情報が得られ、より詳細に聴取すると、皮膚消毒用の薬剤を原液のまま直接口唇に塗布していたらしく、粘膜の消毒には濃度が濃すぎたことから、薬剤刺激性の口唇口角炎が生じたものと思われた。

現在、口腔粘膜に使用可能な消毒薬は、ヨード系のポビドンヨード、逆性石鹸の塩化ベンザルコニウムなどがあるが、皮膚用と粘膜用では濃度にも差があり、今回、患者は皮膚消毒用の薬剤を口腔内には使用していなかったものの、口唇粘膜に頻用したことから、薬剤性口唇口角炎が発症したものと思われ、使用を中止させると徐々に回復がみられ、1週後にはほぼ治癒していた（図3、4）。また、クロルヘキシジンは無味、無臭で強い殺菌力があるが、口腔粘膜に塗布した場合、稀にショックを起こすことがあるので、現在は含嗽薬を除き使用されていない（ただし、グルコン酸塩でなく、塩酸塩なら問題ないとされている）。

従来、皮膚と粘膜では薬剤の刺激耐性に差があり、口腔粘膜への消毒薬使用時は適正濃度を確認し、使用部位を十分に考慮したうえで使用すべきである。

さらに、自験例は軽度認知症のある高齢者であり、医療面接は慎重かつ丁寧な情報の聴取が肝心であることを再認識した。

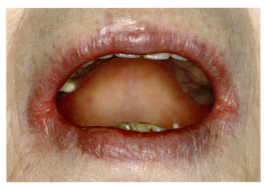

図❸ 原因判明後の開口時写真

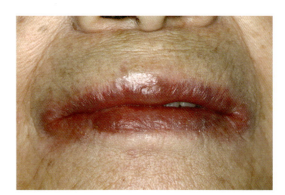

図❹ 原因判明後の閉口時写真

吉田博昭　Hiroaki YOSHIDA　　大阪歯科大学　口腔外科学第一講座　〒573-1121　大阪府枚方市楠葉花園町8-1

口唇の異常

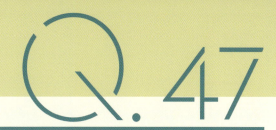

Q.47 突然の口唇腫脹

患者 55歳、女性
主訴 歯科医院から帰宅後に突然、口唇が腫れてきた
現病歴 20XX年11月、右下顎臼歯部の歯痛を自覚し、近在歯科医院を受診。5|の歯根膿瘍と診断され、メスにて切開・排膿処置が施行された。その後、歯科医院から帰宅すると口唇が腫脹してきたため、当科に紹介受診となった。
家族歴 患者の子ども（第二子）に温熱性蕁麻疹（長風呂により掻痒感を伴う紅斑が出現）。両親、兄弟に特記事項なし。
既往歴 3年ほど前、四肢および陰部の腫脹を何度か繰り返したことがある。しかし、毎回自然消退するため、病院を受診したことはない。

内服薬 なし
アレルギー 過去に食物や薬剤によるアレルギー歴はない。
全身所見 体格は中肉中背。体温は36.6℃で、全身倦怠感なし。四肢・体幹に発疹や紅斑などは認められなかった。
口腔所見 口唇に無痛性の腫脹が認められた（図1）。口腔内は、5|に歯肉の切開痕と圧痛がみられた。しかし、歯の打診痛や動揺はみられなかった。
パノラマX線所見 5|根尖に透過像が認められる（図2）。
臨床検査所見 白血球数 9,000/μL（好中球：70.2%、好塩基球：0.3%、好酸球：1.7%、リンパ球：23.5%）、CRP 0.13mg/dL。

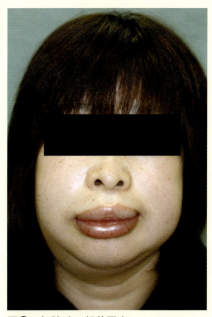

図❶ 初診時の顔貌写真

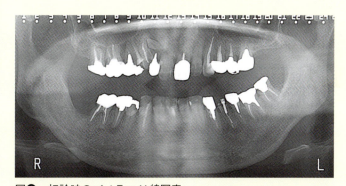

図❷ 初診時のパノラマX線写真

最も疑われる疾患名は？

① 蜂窩織炎
② 皮下気腫
③ 口唇ヘルペス
④ 遺伝性血管性浮腫

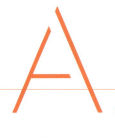

④ 遺伝性血管性浮腫

血管性浮腫については、クインケ浮腫として広く知られている。Quinkeにより19世紀後半に報告され[1]、その後Oslerにより常染色体優性遺伝の形式をとる「遺伝性血管性浮腫（Hereditary angioedema：以下、HAE）」が区別された[2]。HAEは、疫学的には1万人に1人〜15万人に1人と報告されている稀な疾患である[3]。HAEは適切な治療が行われなければ、死に至る可能性もあるため、最初の発作時の正確な診断が重要である。

病態としては、エステラーゼ抑制因子（以下、C1-INH）は補体系、線溶系、凝固系、キニン系に抑制的に働く蛋白であるため、C1-INHの減少・機能低下によりブラジキニンが過剰に産生され、血管透過性が亢進することにより浮腫が生じると考えられている。実際の臨床では過去に同様の症状がないかなど患者の病歴、家族歴の聴取が重要となる。症状としては、初発の浮腫発作は幼児期に発症することが多く、浮腫は数時間から数日（1〜3日程度）で跡かたなく消退する。また、かゆみがなく、顔面や口唇に好発することが特徴である[4]。浮腫発作の誘因は精神的・肉体的ストレス、妊娠、薬物などが挙げられ、本症例のように通常の歯科治療や抜歯など口腔外科処置によって誘発されることもある。

抜歯処置など侵襲性の強い歯科治療が必要な際には、短期予防として術前1時間前にC1-INH補充療法を行い、さらに2回目のC1-INH製剤がすぐに使用できるよう準備しておく必要がある。

<u>処置および経過</u>：抗アレルギー薬（ポララミン5mg）とステロイド薬（サクシゾン300mg）を点滴し浮腫は改善した（**図3**）。患者より遺伝子検索の同意が得られたためC1-INH定量を行ったところ、12mg/dLと低値を示し、C1-INH活性も25以下で低値であったことより、「遺伝性血管性浮腫」と診断された。

発作予防を目的に皮膚科よりトランサミン1,500mg/日が内服処方され、歯科治療時にはC1-INH製剤（ベリナート®P）の予防投与が必要と判断された。以降、20XX+1年6月に|4 を抜歯することとなり、抜歯1時間前にベリナート®P 1,000単位を点滴静注して抜歯を行った。術中・術後ともに浮腫は発現せず、C1-INH製剤による有害事象も認められなかった。その後も、抜歯など外科的処置の際は、C1-INH製剤の術前投与を行い、浮腫の発現はみられない。

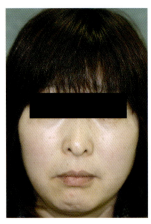

図❸ 治療後の顔貌写真

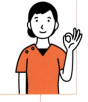

【参考文献】
1) Quincke, HI: Über akutes umschriebenes. Hautödem, Monatsh Prakt Derm, 21: 129-131, 1988.
2) Osler, W: Hereditary angio-neurotic edema. Am J Med Sci, 95: 362-366, 1888.
3) Visentin DE, Karsh J: C1-elastase inhibitor transfusions in patients with hereditary angioedema. Ann Allegy Asthma Immunol, 80: 457-461, 1988.
4) 厚生労働省：重篤副作用疾患別対応マニュアル 血管性浮腫．2008年3月．

長谷剛志
Takashi HASE　　公立能登総合病院　歯科口腔外科　〒926-0816　石川県七尾市藤橋町ア部6-4番地

口唇の異常

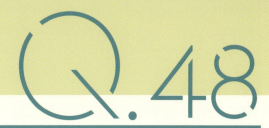

Q.48 上唇から鼻下の腫脹

患者 36歳、女性
主訴 左上唇から鼻下の無痛性の腫れ
現病歴 1年前より左上唇から鼻下の腫脹を自覚していた。半年前から徐々に増大傾向となり近医耳鼻咽喉科を受診したところ、歯との関連性が疑われ、精査・加療依頼にて当科紹介受診となった。
既往歴 アレルギー性鼻炎
現症
口腔外所見 顔貌所見において左上唇から鼻翼基部に膨隆を認め、左右非対称であった。同部に軽度の圧痛を認めるも、知覚異常や運動障害は認めなかった。
口腔内所見 |1〜3部頰側歯槽部に膨隆を認め、圧痛を伴っていた。|1〜3に打診痛を認めず、|12は歯内治療後で根管充填・歯冠補綴後であった。
画像所見 パノラマX線写真では、|1〜3部に梨状口下縁付近までに及ぶ類円形の淡い不透過性の亢進を認めた。

CT画像では、左梨状口下縁部から鼻腔方向へ類円形の嚢胞様病変を呈し、隣接した上顎骨梨状口縁には陥凹状の骨吸収像を認めた。

MRI画像では、左梨状口下縁部から鼻腔方向・鼻翼皮下に及ぶT1強調像で低信号、T2強調像で高信号を呈する最大径14.5mm大の嚢胞様病変を認めた。

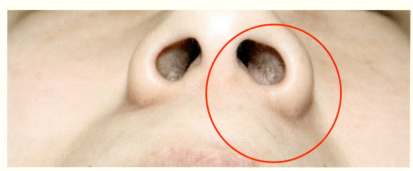

図❶ 初診時、左鼻前庭に隆起を認めた

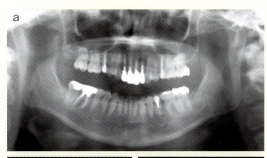
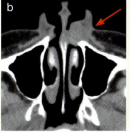
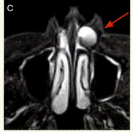

図❷ 同、パノラマX線写真、CT画像、MRI画像（T2強調像）。|1〜3根尖部周囲に類円形病変を認めた（赤矢印）

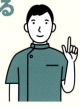

最も疑われる疾患名は？

❶ 歯根嚢胞
❷ 鼻歯槽嚢胞
❸ 腺様嚢胞癌
❹ 歯槽部膿瘍

② 鼻歯槽嚢胞

処置および経過：全身麻酔下に、経口的左鼻歯槽嚢胞摘出術を施行した。1〜4の歯肉頬移行部に水平切開を加え、嚢胞性病変を被膜上で周囲組織から鈍的に剥離を加え、18×15mm大の病変を一塊として摘出した。内容は淡黄色の粘稠な液状であり、病変と周囲組織との境界は不明瞭で、強度の癒着を認めた。切開部を縫合し、終了した。

術後は6ヵ月経過時点まで経過観察を行ったが、軽度の知覚鈍麻を認める以外に創部感染等の有害事象なく、良好な経過を得た。

病理組織学的所見：嚢胞壁は杯細胞を含む非線毛性多列円柱上皮で覆われている部分の他、多列線毛上皮や化生上皮で覆われている部分もあるが、上皮が剥離して泡沫細胞を含む組織球が増生している部分が多数見られた。病理組織学的には、鼻歯槽嚢胞に矛盾しない所見であった。

疾患の概要：鼻歯槽嚢胞は、鼻唇嚢胞や鼻前庭嚢胞とも呼ばれる。性差は女性に多く、成因は不明であり、顔裂性嚢胞説や胎生器官残存説などがあるが、胎生期の鼻涙管原基の遺残または成熟鼻涙管の前下方部から発生したとする説もある。治療法としては、摘出術が一般的である。

画像診断にはまずはデンタルX線写真やパノラマX線写真が用いられることが多いが、失活歯の周囲に出現した場合には、歯根嚢胞との鑑別が重要である。鼻歯槽嚢胞は軟組織内に発生するため、画像診断にはCTやMRIを用いた画像検査が有用である。鼻前庭部・鼻腔底が膨隆するGerber隆起の所見を認めることが多く、今回の症例でも特徴的な所見から発見に至った例である。われわれ歯科医師にとって、その診断と治療は大切である。

【参考文献】
1）白砂兼光，古郷幹彦（編）：口腔外科学 第4版．医歯薬出版，東京，2020：306, 329.
2）佐野大輔，金澤輝之：両側鼻歯槽嚢胞の1例と本法における文献的考察．日本口腔外科学会雑誌，63（11）：587-592, 2017.
3）村田 勝，柴田敏之，赤保内英和，賀来 亨，有末 眞：鼻歯槽嚢胞の1例と文献的考察．日本口腔外科学会雑誌，49（3）：184-188, 2000.

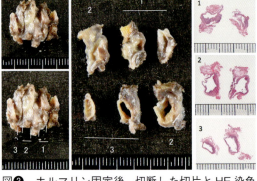

図❸ ホルマリン固定後、切断した切片とHE染色切片

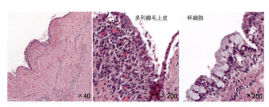

図❹ HE染色切片の拡大像．多列線毛上皮と杯細胞の出現を認めた（図3、4は浜田医療センター 病理診断科 長崎真琴先生のご厚意による）

都田絵梨奈[1,2]　管野貴浩[1]
Erina TODA　Takahiro KANNO
1）島根大学医学部　歯科口腔外科学講座　〒693-8501　島根県出雲市塩冶町89-1
2）国立病院機構　浜田医療センター　歯科口腔外科　〒697-8511　島根県浜田市浅井町777番地12

口唇の異常

Q.49 上唇の腫瘤

患者 29歳、男性
主訴 左側上唇の腫瘤形成
現病歴 患者は左側上唇の腫瘤形成を自覚した。近歯科医院を受診したところ、当科での精査を勧められ、同月に紹介受診となった。
既往歴 特記事項なし
家族歴 特記事項なし
現症
全身所見 体格は中等度、栄養状態は良好であった。
口腔内所見 左側上唇の粘膜下に直径5mm程度の腫瘤を触知した（図1）。腫瘤は可動性で弾性硬、圧痛は認めなかった。
画像所見 US検査では、左側上唇の粘膜下に7.3×5.1mm大の境界明瞭な腫瘤性病変を認めた。内部の血流は乏しかった。後方エコーが軽度増強していた。

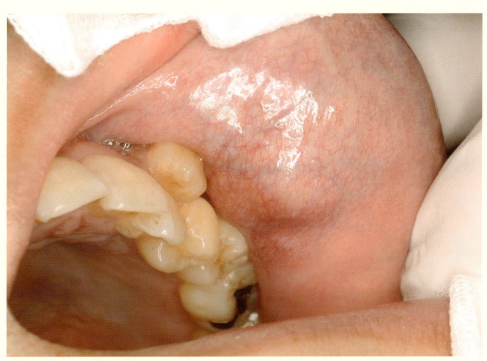

図❶ 初診時の口腔内写真

最も疑われる疾患名は？

❶ 粘液嚢胞
❷ リンパ節の腫大
❸ 多形腺腫
❹ 脂肪腫

A.

③ 多形腺腫

処置および経過：唾液腺良性腫瘍の臨床診断のもと、局所麻酔下で腫瘍摘出術を行った。腫瘍直上の粘膜に切開を行い、周囲組織より剥離を進めて、被膜に覆われた腫瘤を摘出した（図2、3）。病理組織学的診断より、多形腺腫と確定診断した（図4）。

考察：唾液腺腫瘍は全腫瘍の約1％、頭頸部腫瘍の約5％程度を占める。唾液腺腫瘍のうち、小唾液腺原発腫瘍の占める割合は20％前後であり、発生頻度は高くない。多形腺腫は唾液腺腫瘍のなかで発生頻度が最も高く、全唾液腺腫瘍の約60％を占める[1]。

発生部位については大唾液腺、とくに耳下腺に好発することが知られており、「耳下腺（84％）＞顎下腺（8％）＞小唾液腺（6.5％）」の順である[2]。小唾液腺での部位別頻度についてみると、口蓋が最も多く、口唇での発生頻度は約5％程度で比較的少ない。多形腺腫の発生母地は介在部導管上皮細胞であるといわれており、耳下腺は全唾液腺のなかで介在部導管の発達が最も著明で、逆に発達が悪い舌下腺や口唇腺では多形腺腫の発現頻度が低いと考えられている[3]。

鑑別疾患としては、粘液囊胞、脂肪腫、血管腫、線維腫、口唇リンパ節炎、唾液腺腫瘍などが考えられる。また、口唇の小唾液腺腫瘍においては悪性腫瘍の可能性をつねに留意する必要がある。

口唇に発生する腫瘍性病変は粘液囊胞が多数を占めるが、前述のとおり、唾液腺腫瘍の可能性もある。なかでも多形腺腫は一般的には予後良好であるが、術後再発を来すことがあり、稀に悪性化するものもあるため、適切な治療法の選択が必要で、口唇に発生した腫瘤の診断において鑑別すべき重要な疾患であると考えられる。

【参考文献】
1) Bauer WH, Bauer JD: Classification of glandular tumors of salivary glands. Arch Path, 55: 328-346, 1953.
2) Rauchi S: Tumoren der kleinen and aberrierenden Speicheldruesen. Arch Geschwulst, 14: 243-256, 1959.
3) 谷口広祐, 内藤久貴, 他：下唇に発生した多型腺腫の1例. 日口外誌, 29：86-91, 2016.

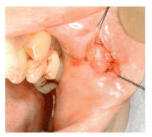
図❷ 術中写真

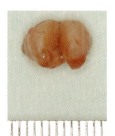
図❸ 摘出標本写真

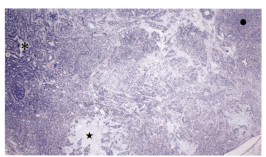
図❹ 病理組織像（H-E染色）。薄い線維性被膜で覆われた腫瘍は、管状（＊）、充実性（●）、囊胞状構造を形成する上皮様の領域に加えて、散在性に粘液腫様（★）の領域の混在を認めた（×40）

植月 亮[1]　水田邦子[1]　安藤俊範[2]　相川友直[1]
Ryo UETSUKI　Kuniko MIZUTA　Toshinori ANDO　Tomonao AIKAWA

1) 広島大学大学院医系科学研究科　口腔外科学　〒734-8553　広島県広島市南区霞1-2-3
2) 広島大学病院　口腔検査センター　〒734-8551　広島県広島市南区霞1-2-3

口唇の異常

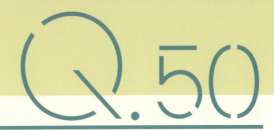

Q.50 口唇と歯肉が腫れている

患者 5歳10ヵ月、男児
主訴 上唇の腫脹
既往歴 食物アレルギー（生後6ヵ月から4歳前まで；小麦・卵・乳製品・サーモン）
家族歴 特記すべき事項なし
現病歴 3ヵ月くらい前より上唇腫脹が出現した。腫脹は数日で改善傾向があったが、完全には消退せず、近医歯科および近医皮膚科を受診した。皮膚科から近医小児科を紹介され受診し、同院でクインケ浮腫・後天性血管性浮腫の診断でトラネキサム酸の投薬を受けるが、改善しないため総合病院小児科を紹介された。同小児科より、口腔内精査のため歯科口腔外科へ紹介となった。
現症 身長110.0cm、体重24.5kg。成長発育に問題はなかった。口腔外所見として、顔貌は左右対称で、上唇に硬結を伴わない浮腫状の腫脹を認めた（図1）。口腔内所見として、上顎歯肉のD┼Dの歯頸部から歯槽歯肉にかけて、発赤と浮腫状の腫脹および上唇小帯部に潰瘍を認めた（図2）。また、軟口蓋粘膜に小アフタを認めた。さらに、A|Aの隣接面にう蝕を認めたが、いずれの乳歯にも動揺、打診痛はなかった。
X線所見 デンタルX線写真では、う蝕以外に異常所見を認めなかった（図3）。
血液検査所見 白血球 17,550/μL、ヘモグロビン 13.4g/dL、血小板数 43.7万/μL、CRP 0.71 mg/dL、IgE 3,115.5 U/mL（上昇）であり、5歳児としてはCRPの軽度上昇とIgE高値以外は異常所見は認めなかった。

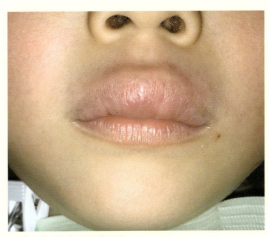

図❶ 初診時の顔貌写真

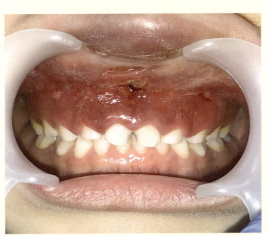

図❷ 同、口腔内写真

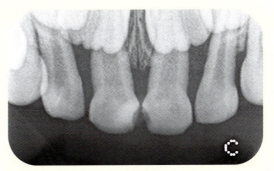

図❸ 同、デンタルX線写真

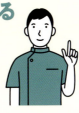

最も疑われる疾患名は？

❶ クインケ浮腫
❷ 歯周炎
❸ エプーリス
❹ Orofacial granulomatosis

4 Orofacial granulomatosis

A.

診断のポイント：Orofacial granulomatosis (OFG) は、口腔および顔面周囲に生じる肉芽腫形成を総称した診断名であり、病理組織学的には壊死を伴わない肉芽腫を特徴とする。Melkerson-Rosenthal 症候群、肉芽腫性口唇炎、クローン病およびサルコイドーシスの口腔内病変を包括している。溝状舌、肉芽腫性口唇炎、顔面神経麻痺の3徴候を認めるものが、Melkerson-Rosenthal 症候群である。OFG はクローン病などの全身疾患と関連した口腔内病変であることが多く、またクローン病発症より口腔内病変が先行して出現する症例も報告されている。OFG の原因は不明で、発生頻度は1人/80万人と稀で、男児に多いとされる。

一方、クインケ浮腫は血管性浮腫ともいわれ、アレルギーの他、温熱、寒冷、振動、外傷、感情ストレス、日光など物理的刺激、薬剤によるものなど原因は多岐にわたる。とくに補体 C1インヒビター（C1-INH）の先天的異常が原因である場合には、遺伝性血管性浮腫（HAE）と呼び、最近注目されている疾患である。クインケ浮腫は数日で消退するため、本症例のように長期間に継続しない。

エプーリスは歯肉に限局する非腫瘍性病変であり、本症例は歯肉全体の腫脹を呈していることより除外される。歯性感染症から歯肉の腫脹と口唇の腫脹が生じることはあるが、本症例では原因となるような根尖病巣や歯周炎は存在していないため歯周炎も除外できる。

病態は肉芽腫性口唇炎であるが、歯槽歯肉にも腫脹が存在しているため OFG が疑われる。OFG に対する治療として、ステロイドの内服、局所注射、ステロイド軟膏の塗布、トラニラストの内服などがあるが、完治に至ることは難しい。

処置および経過：症状から OFG が疑われ、歯肉部の生検を行った結果、高度な慢性炎症性細胞浸潤を伴い、非乾酪性類上皮腫（図4矢印）が複数散見され、壊死を伴わない所見であることから、OFG の病理診断を得た。

ただし、クローン病の口腔内症状の可能性もあるため、小児科に全身検索を依頼した。便中カルプロテクチン（腸管の炎症度のマーカー）は正常、腸管の生検でも異常所見なく、眼科診察でもぶどう膜炎等の症状なく、クローン病の存在は否定された。

現在、口唇の腫脹は以前より改善傾向にあり、歯肉腫脹のほか症状は強くないため、ステロイド軟膏塗布を行い、経過観察中である。今後、クローン病が発生する可能性もあるため、引き続き小児科でも経過観察を継続している。

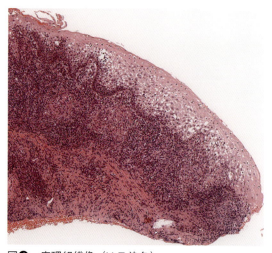

図❹　病理組織像（H-E 染色）

小林　恒[1]　　鄭　明源[2]
Wataru KOBAYASHI　　Beng Gwan TEH

1) 弘前大学大学院医学研究科　歯科口腔外科学講座　〒036-8562　青森県弘前市在府町5
2) 三沢市立三沢病院　歯科口腔外科　〒033-0123　青森県三沢市三沢堀口164-65

歯肉の異常

Q.51 歯肉の無痛性腫瘤

患者 60歳、女性
主訴 左側上顎歯肉の腫瘤
家族歴 特記事項なし
既往歴 子宮筋腫、高血圧、糖尿病
現病歴 6ヵ月ほど前に6および7の動揺と同部歯肉の腫瘤を自覚したが、自発痛や接触痛がなかったため放置していた。2ヵ月前に7が自然脱落し、その後に同部歯肉の腫瘤が徐々に大きくなったことを自覚したため、近歯科医院を受診し、精査加療目的に紹介され当科を受診した。
現症 体格は中程度で栄養状態は良好であった。顔貌は左右対称、顔色は良好で異常所見は認められなかった。口腔内は、左側上顎大臼歯相当部歯肉に無痛性で境界明瞭、弾性軟の有茎性腫瘤（28mm×30mm）を認めた。腫瘤の表面は滑沢で肉芽様の粘膜色を呈し、対合歯の圧痕を認める部分の粘膜色はやや白色を呈していた。残存している6は、軽度の動揺を認めた（図1）。
画像所見 6の周囲にわずかな骨吸収はみられたが、辺縁に粗造感はなく円滑であった（図2）。全顎的には歯周病様の骨吸収を認めたが、上顎洞には粘膜肥厚や不透過性の亢進などの異常所見は認められなかった（図3）。

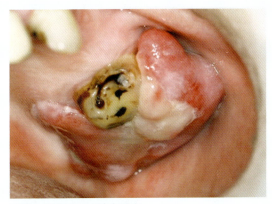
図❶ 初診時の口腔内写真

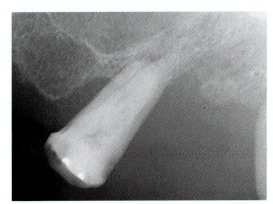
図❷ 同、デンタルX線写真

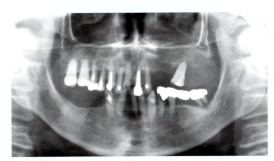
図❸ 同、パノラマX線写真

最も疑われる疾患名は？

❶ 歯肉炎
❷ 線維腫
❸ メラノーマ
❹ エプーリス

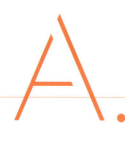

③ メラノーマ

疾患の概要：悪性黒色腫（メラノーマ）はメラニン産生細胞より発生し、臨床的に黒色を呈する悪性腫瘍である。悪性度が高く、転移も生じやすいため予後不良になることが多い。なかでもメラニン組織を欠く無色素性悪性黒色腫は極めて稀である。

処置および経過：エプーリスの臨床診断のもと、局所麻酔下に抜歯と切除生検を行った。周囲の健常組織を含めて骨膜下で切除し、病変と周囲組織との癒着がないことを確認した。切除部分の歯槽骨に粗造感や異常所見は認められなかった。術後経過は良好であったが、念のためMRIによる画像検査を行った。その結果、左側顎下部にリンパ節の腫大が認められ、T1強調像で低信号、T2強調像で高信号を示した（図4A、B）。病理組織学的診断では、切除物に大型の核と好酸性細胞質、軽度の異型性と多数の核分裂像がみられた。H-E染色ではメラニン色素産生は確認できないが、フォンタナ・マッソン染色では黒色顆粒状物質をわずかに認めた。また、免疫染色では多くの腫瘍細胞が強陽性を示した。この結果、無色素性悪性黒色腫と診断された（図5A〜D）。

ただちに治療方針を検討し、全身麻酔下に左側上顎骨部分切除術および左側全頸部郭清術、DAV療法による化学療法を施行した。現在は再発なく経過観察中である。

考察：現病歴と現症からは歯肉炎や線維腫、エプーリスが強く疑われ、メラノーマとは考えなかった。とくに、歯の周囲に発生する無痛性で有茎性の腫瘤はエプーリスに多い所見であり、X線所見で異常な骨吸収像を認めなかったことも診断に苦慮した要因である。抜歯と切除生検時の所見でも、異常な骨吸収はみられず、悪性腫瘍とは考えられなかった。多少でも疑いをもち、MRIを先駆できれば、抜歯と切除生検を留まらせた可能性があったと考える。

【参考文献】
1）川原一郎, 浜田智弘, 金 秀樹, 他：臨床的にエプーリス様を呈した上顎歯肉無色素性悪性黒色腫の1例. 奥羽大歯学誌, 37（3）：137-144, 2010.

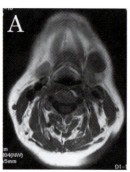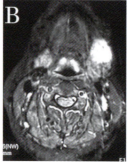

図❹　A：MRI T1強調像、B：MRI T2強調像

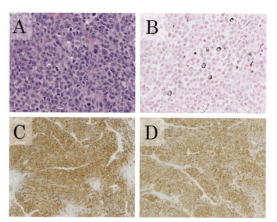

図❺　A：H-E染色、B：フォンタナ・マッソン染色、C：HMB45の免疫染色、D：S-100タンパクの免疫染色

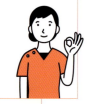

髙田 訓
Satoshi TAKADA　　奥羽大学歯学部　口腔外科学講座　〒963-8611　福島県郡山市富田町字三角堂31-1

歯肉の異常

Q.52 女児に認められた上顎前歯部の歯肉腫脹

患者 10歳、女児
主訴 上顎前歯部の歯肉腫脹
現病歴 1年前から、上顎前歯部を中心に歯肉腫脹が認められ、近医にて口腔清掃指導や含嗽剤の処方を受けたが改善しなかった。小児科での血液検査では異常がなく、服用薬物もないため、本院での精査を希望して来院した。
既往歴 喘息（現在は完治）、卵アレルギー
現症 上顎前歯部の唇側歯肉にび漫性の歯肉腫脹が認められ、プロービングデプスは6〜8mm認められた。下顎歯肉の腫脹は軽度であった（図1）。
X線所見 全顎的に歯槽骨吸収は認められなかった。$\frac{5|5}{5|5}$は先天性欠損で、乳臼歯$\frac{E|E}{E|E}$が残存していた（図2）。
細菌検査 歯周病原細菌の検出は認められなかった。
歯肉の病理組織所見 上皮は不規則に伸長しており、線維性結合組織の増生を認めた。炎症性細胞浸潤は軽度であった（図3）。

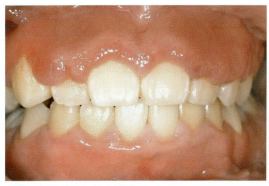
図❶ 初診時の口腔内写真

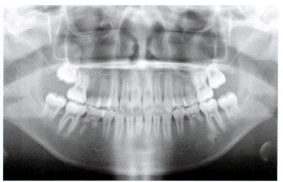
図❷ 初診時のパノラマX線写真

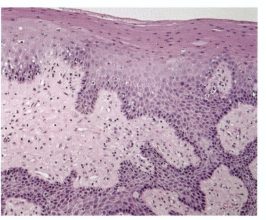
図❸ 歯肉の病理組織像

最も疑われる疾患名は？

❶ 萌出期関連歯肉炎
❷ アレルギー性歯肉病変
❸ 歯肉線維腫症

③ 歯肉線維腫症

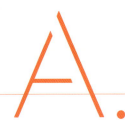

本症例は、歯肉の肥厚はみられるものの炎症所見が軽度であり、病理所見では上皮突起の伸長や歯肉の線維性増殖を示していた。歯肉の形態は、歯間乳頭部に限らず全体的にびまん性に肥厚しており、抗けいれん薬、降圧薬（カルシウム拮抗薬）、免疫抑制薬の服用歴もないことから「歯肉線維腫症」と診断した。歯肉線維腫症には、遺伝子が関与する遺伝性歯肉線維腫症と関与しない特発性歯肉線維腫症とがあり、前者はおもに常染色体優性遺伝であると報告されている。特発性歯肉線維腫症は全顎型と限局型があるが、遺伝性歯肉線維腫症はほとんどが全顎型であり、症状も重篤である。

本症例の場合、家族（父母、妹）に同様の症状がないことから「特発性」で、上顎前歯部に顕著に発症した「限局型」と診断した。病変の発症には性差は認められず、好発年齢は若年者で、乳歯や永久歯の萌出時期から思春期にかけて発症することが多いといわれている。歯肉の病理組織学的特徴としては、上皮突起の伸長や線維芽細胞の乏しい緻密なコラーゲン線維の増殖、軽度の炎症性細胞浸潤が挙げられる。発症機序は研究段階であり、あきらかなメカニズムは解明されていない。治療は、歯周炎を併発していない場合には歯肉肥厚部の歯肉切除術を行い、定期的な口腔衛生管理で再発予防を図るようになる。

本症例も、歯肉肥厚が顕著な上顎前歯部に対して、メスや炭酸ガスレーザーを使用して歯肉切除を行った（図4）。しかし、歯肉切除後も再発の可能性があるため、切除後は、月1回程度の間隔で口腔清掃指導とPMTCを行い、再発予防に努めている（図5）。

【参考文献】
1) Ramnarayan BK, Sowmya K, Rema J: Management of idiopathic gingival fibromatosis: report of a case and literature review, Pediatr Dent, 33 (5): 431-436, 2011.
2) 永田俊彦: 特殊な歯周病の治療, 臨床歯周病学 第2版, 医歯薬出版, 東京, 2013: 352-356.
3) 小林奈未子, 藤田春子, 菊池恭子, 石川雅章: 歯肉線維腫症2症例の長期経過観察, 小児歯科学雑誌, 52 (1): 103-109, 2014.

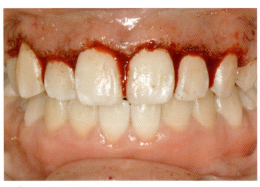

図4 上顎前歯部の歯肉切除術

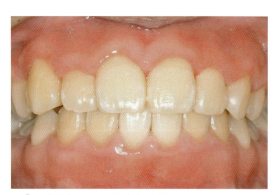

図5 定期検診時の口腔内写真

二宮雅美[1]　岩本 勉[2]　湯本浩通[1]
Masami NINOMIYA　Tsutomu IWAMOTO　Hiromichi YUMOTO

1) 徳島大学大学院医歯薬学研究部　歯周歯内治療学分野　2) 同　小児歯科学分野
〒770-0042　徳島県徳島市蔵本町3-18-5

歯肉の異常

Q.53 臼後部歯肉の腫瘤

患者 74歳、女性

主訴 口の中にできものがあり、徐々に大きくなっている気がする

現病歴 感冒症状がみられ、かかりつけ内科を受診した。そこで口腔内を診査したところ、右臼後部歯肉の粘膜に腫瘤を指摘され、精査および加療目的のため当科に紹介受診となった。同部の腫瘤は15年ほど前より自覚していたが、無痛性のため放置していたという。

家族歴 特記事項なし

既往歴 高血圧、高脂血症

現症 感冒症状が治まり約2週間経過したところで、当院受診となった。体格はやせ型であるが、栄養状態は問題なかった。体温は36.2℃で、軽度の全身倦怠感が認められた。右臼後部歯肉より上下歯列咬合線上部に拇指頭大の有茎性腫瘤が存在した。被覆粘膜は正常粘膜に比べ、やや蒼白味を帯びていた。触診すると、表面は平滑、境界は明瞭でこんにゃくのように弾力性があり、波動、偽波動、圧縮性は認められなかった（**図1**）。

また、食事中に誤って噛んでしまうことが多く、一部咬傷痕が認められた。顔貌には変化なく、所属リンパ節にも異常は認められなかった。開口障害、嚥下困難はみられず、口唇をはじめ他の粘膜に器質的変化はなかった。

血液検査所見 特記すべき所見なし

X線所見 パノラマX線所見では、腫瘤が存在する周囲歯槽骨の吸収は著明ではなく、顎骨病変を示唆する所見も認められなかった（**図2**）。

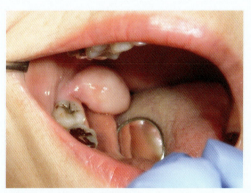

図❶ 初診時の口腔内写真。右臼後部歯肉に拇指頭大で弾性軟の腫瘤が認められた

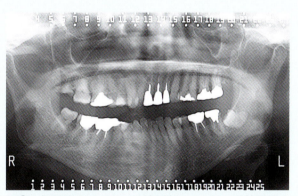

図❷ 初診時のパノラマX線写真。パノラマX線所見では顎骨病変を示唆する所見は認められなかった

最も疑われる疾患名は？

① 骨隆起
② 歯肉がん
③ 智歯周囲炎
④ 歯肉線維腫

④ 歯肉線維腫

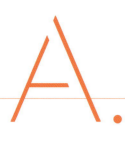

　歯肉に生じる良性の限局性腫瘤を、総じてエプーリスという。歯肉や歯根膜などの歯周組織に由来する炎症性、反応性の増殖物で、日常臨床においてしばしば遭遇する。基本的には歯肉が局所的に過剰に増生したものであるが、発生機序についての詳細はいまだあきらかではない。

　性別は女性が男性の2倍程度と女性に好発し、年齢は比較的どの年代にも発症するが、20歳から40歳代に好発するとしている報告が多い。発生部位は上顎に多い傾向を示し、とくに上顎前歯部に多いとされる。エプーリスは、病理組織学的に肉芽腫性・線維性・血管性・線維腫性・骨形成性・巨細胞性に分類されており、そのうち、線維性エプーリス、肉芽腫性エプーリスが多く、約8割を占めている。

　本症例は、歯周組織との関連についてあきらかではなかったが、腫瘤の発生部位と病理組織像より、線維腫性エプーリスと考えられた。

　エプーリスに対する治療は腫瘤の切除であるが、適切に切除されない場合は再発の可能性がある。また、病変部の歯の抜歯については、これを保存するか否かにより術後の経過の違いを検討した報告はみられず、抜歯の有無と再発との関連性は不明である。今回は、腫瘤のみを切除し、隣接歯は抜歯せず保存的に経過観察となった。

処置および経過：局所麻酔下にて、腫瘤の有茎基部周囲を含めて一塊として切除した。約半年を経た現在まで再発なく、経過良好である。

切除標本：標本は23×14mmの大きさで、表面はほぼ健常粘膜で覆われ、弾性軟であった。割面は白色を呈しており、内部は充実性であきらかな出血や壊死、石灰化物は認められなかった（**図3**）。

病理組織学的所見：膠原線維と少量の脂肪細胞が、異型に乏しい重層扁平上皮で覆われた病変であり、歯肉線維腫と診断された（**図4**）。

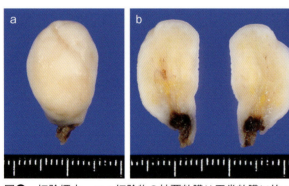

図❸　切除標本。a：切除物の被覆粘膜は正常粘膜に比べ、やや蒼白味を帯びていた。b：割面は白色を呈しており、内部は充実性であった

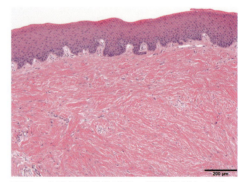

図❹　病理組織学的所見。膠原線維と少量の脂肪細胞が、異型に乏しい重層扁平上皮で覆われていた

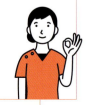

長谷剛志
Takashi HASE　　公立能登総合病院　歯科口腔外科　〒926-0816　石川県七尾市藤橋町ア部6-4番地

Q.54 歯肉のび漫性腫脹

患者 75歳、男性
主訴 左下の歯肉が腫れて、下唇に痺れがある
既往歴 高血圧症、慢性閉塞性肺疾患、肝囊胞
現病歴 数年前から下顎左側臼歯部歯肉の腫脹を繰り返していた。最近になり下唇左側の知覚鈍麻を自覚したため、歯科診療所を受診した。抗菌薬（セファレキシン）を14日間服用したが症状の改善がみられないため、当科に紹介受診となった。
現症 下顎左側臼歯部頰側歯肉に、発赤を伴うび漫性の膨隆を認めた。舌側歯肉に膨隆は観察されなかった（図1）。触診にて4|5相当頰側歯肉に軽度の硬結を触知し、5|67ブリッジの支台歯である5|7は3度の動揺（Millerの方法による）であった。また、下唇左側に知覚麻痺を認めた。頰部および頸部に異常所見はみられなかった。
臨床検査所見 特記すべき所見なし。
パノラマX線画像所見 5|7は浮遊しており、その周囲骨は比較的辺縁明瞭であるが、一部虫食い状を呈する高度な骨吸収像を認めた（図2）。

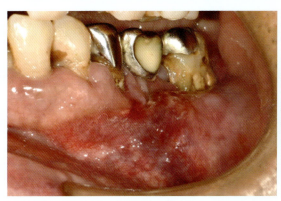
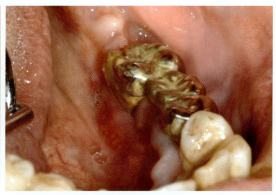

図❶ 初診時の口腔内写真

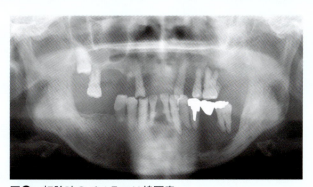

図❷ 初診時のパノラマX線写真

最も疑われる疾患名は？

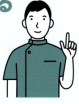

① 慢性化膿性骨髄炎
② 歯肉癌（扁平上皮癌）
③ 重度慢性歯周炎

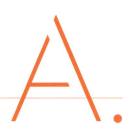

❷ 歯肉癌（扁平上皮癌）

　歯肉癌の検査（診断）方法は、画像検査および病理検査である。そのうち、おもな画像検査は、単純X線検査、CT検査、MRI検査、PET検査である（図2〜4）。また、病理検査は細胞診検査および病理組織検査である(図5)。治療方法は、外科的切除が一般的である（図6）。

　歯科診療所では、臨床所見および単純X線撮影、あるいは歯科用コーンビームCT撮影による画像検査により病変の推定診断が行われることが多い。

　歯肉癌の発育様式は、大きく表在型、外向型、内向型に分類される。内向型は表在型および外向型と比較して、腫瘍本体と周囲正常組織との鑑別が困難である。本症例の発育様式は内向型の腫瘍であり、重度の慢性歯周炎を合併していた。そのため、このような症例では正常組織だけではなく、炎症性病変との鑑別も必要となる。下唇の知覚麻痺は下歯槽神経への腫瘍浸潤による症状であるが、神経麻痺は骨髄炎でも生じる症状である。さらに、骨髄炎の画像所見も多彩であるため、歯肉癌の骨浸潤との鑑別が困難な症例も多い。しかし、高度な局所的な骨吸収像は、悪性腫瘍を疑う必要がある。とくに、本症例のように口腔衛生状態の悪い症例では、腫瘍による骨破壊像も、炎症性病変による骨吸収像であるとの"思い込み"が生じる可能性があるため注意が必要である。

　病理検査については、検査が行える歯科診療所であっても、悪性腫瘍が疑われる症例では細胞診検査にとどめ、病理組織検査（切開生検）は腫瘍の発育が促進される危険があるため行うべきではない。

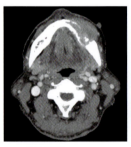
a：CT画像

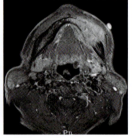
b：MRI画像

図❸　下顎左側歯肉部から下顎骨にかけて、骨破壊を伴う腫瘤形成を認める

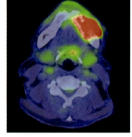
図❹　FDG-PET/CT画像　下顎左側の骨破壊を伴う軟部腫瘤に、高集積（SUVmax18.9）を認める

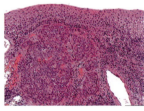
図❺　病理組織画像　HE染色　原倍率×200 Scale bar=100μm。扁平上皮類似の異型細胞集団が粘膜上皮下に浸潤増殖している

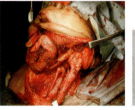
a：切除創部写真

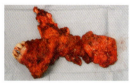
b：切除物写真

図❻　腫瘍は、腫瘍周囲組織および頸部郭清組織とともに一塊切除されている

田中茂男　Shigeo TANAKA　日本大学松戸歯学部　口腔外科学講座　〒271-8587　千葉県松戸市栄町西2-870-1

歯肉の異常

Q.55 急速に増大した口腔内腫瘤

患者 37歳、男性
主訴 右側上顎歯肉の腫瘤
現病歴 2018年1月に多発転移した直腸がんの化学療法を目的に入院。口腔ケア、口腔感染源の精査目的に当科を紹介され受診した。口腔ケア中に、急速に増大する口腔内の腫瘤を認めた。これまで、口腔内に同様の症状を認めた既往はなかった。
既往歴 直腸がん（肝転移、肺転移、リンパ節転移を認めた）
全身所見 体格中等度、栄養状態は良好。発熱などの全身症状は認めなかった。

口腔外所見 顔貌は左右対称、頸部にリンパ節腫大は認めなかった。
口腔内所見 ３２｜口蓋歯肉に、拇指頭大で有茎性、表面白色のびらんを伴う腫瘤を認めた（図1）。硬結は触知しなかった。
画像所見 パノラマX線写真（図2）にて、３２｜周囲骨に骨吸収など、あきらかな異常所見を認めなかった。
細胞診所見 出血性で多数の細菌と扁平上皮細胞が採取されており、軽度の核腫大と輝度の高い角化細胞を少数認めた。あきらかな悪性所見は認めなかった。

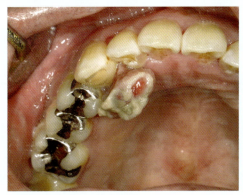

図❶ 初診時の口腔内写真

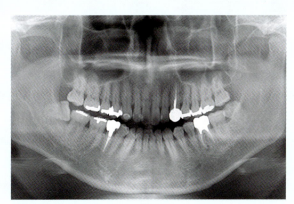

図❷ 初診時のパノラマX線写真

最も疑われる疾患名は？

① 歯肉炎
② 膿原性肉芽腫
③ 歯肉がん
④ 線維腫

115

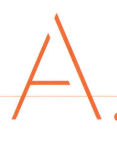

❷ 膿原性肉芽腫

処置および経過：歯肉がんを疑い擦過細胞診を実施したが悪性所見を認めなかったため、臨床診断を膿原性肉芽腫として局所麻酔下に切除生検を行った。周囲の健常組織を含めて骨膜下で切除し、病変と周囲組織との癒着がないことを確認した。切除部分の歯槽骨に粗造感や異常所見は認められず、切除面は正常な結合組織であった。術後1年以上経過したが、再発なく経過している。

病理組織学的所見：小葉状毛細血管の増生と炎症細胞の浸潤が認められ、一部では血管拡張や線維化を認めた。多くの上皮は肥厚し、釘脚の延長などを認めたが、異型性は認めなかった（図3、4）。

疾患の概要：膿原性肉芽腫は皮膚や粘膜に発生する肉芽腫性の隆起性病変であり、臨床所見としては孤立性で球状ないし茸状の無痛性、有茎性腫瘤が一般的で、口腔領域では歯肉、口唇、舌などが好発部位とされている。

発症年齢は幼児から高齢者に認められ、その成因については種々述べられているが、一定の見解は得られていない。口腔内の局所的因子としては、小外傷や感染性刺激が考えられており、全身的因子の関与の可能性も報告されている。

病理組織学的には炎症性細胞浸潤を伴う肉芽腫性の病変で、血管内皮細胞の増生を示す小葉状の毛細血管の増殖が特徴である。上皮は潰瘍形成や外傷によって欠損しているものや、重層扁平上皮に被われている場合もあり、臨床形態によってさまざまである。臨床的に本疾患は、血管腫、線維腫、エプーリス、そして悪性腫瘍などとの鑑別が重要といわれている。急速に増大するものは悪性腫瘍との鑑別が問題となるため、病理組織学的検索は必須である。

膿原性肉芽腫の治療は、周囲の健全組織を含めた切除が一般的である。有茎性病変を認める場合が多いため切除は比較的容易であるが、切除が不十分であると再発を認めることもあり、切除後も経過観察が必要である。また、本症例のように全身疾患のある場合など、主科に対診のもと適切なタイミングで切除を行う必要がある症例も多く、大学病院などの専門医療機関への紹介が推奨される。

【参考文献】
1）赤坂庸子，鈴木英正，山口和郎，他：口腔に生じた膿原性肉芽腫20例の臨床的検討．日口粘膜誌，7：20-25，2001．
2）仙田順子，島原政司，古宮雅子，他：悪性腫瘍が疑われた膿原性肉芽腫の1例．日口診誌，15：98-102，2002．
3）山下雅子，神部芳則，仙名あかね，他：小児に生じた膿原性肉芽腫の2例ならびに当科における臨床的検討．日口内誌，18：8-13，2012．

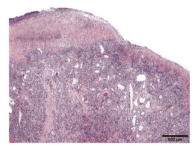

図❸ 病理組織像（弱拡大）

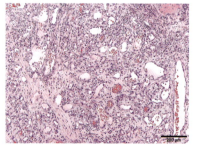

図❹ 病理組織像（強拡大）

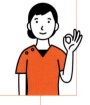

山中茂樹　Shigeki YAMANAKA　　中尾一祐　Kazumasa NAKAO　　京都大学大学院医学研究科　感覚運動系外科学講座　口腔外科学分野　〒606-8501　京都府京都市左京区吉田近衛町

Q.56 歯肉の腫脹

歯肉の異常

患者 16歳、女性
初診 2018年3月
主訴 下顎右側臼後部歯肉の発赤、腫脹
現病歴 2018年3月上旬に下顎右側臼後部舌側歯肉の発赤ならびに腫脹を自覚したため近医歯科を受診し、経過観察となった。翌日には腫脹感は上顎にまで拡大した。さらに1週間後に夜間不眠、全身倦怠感、発熱を認めるようになったため、精査依頼で当科に紹介となった。
既往歴 特記事項なし
家族歴 特記事項なし
現症
全身所見 受診時血圧111/55mmHg、心拍数105/min、体温38.2℃。意識障害なし、黄疸なし、咽頭部発赤なし。
口腔内所見 下顎右側臼後部に限局した接触痛を伴う歯肉腫脹を認めた。下顎右側臼後部舌側ならびに 6 5| 歯間乳頭部に一部壊死組織を認めた。壊死組織の周囲に硬結は触知せず、あきらかな排膿所見は認めなかった（図1）。
初診時血液検査（基準値） 白血球数21,000/μL（3,300-8,600）、芽球87％（通常検出されず）、ヘモグロビン5.6mg/dL（11.6-14.8）、血小板数28,000/μL（158,000-348,000）、CRP7.34mg/dL（0.00-0.14）
画像所見 パノラマX線写真とCT画像で顎骨ならびに歯に異常所見は認めなかった（図2、3）。

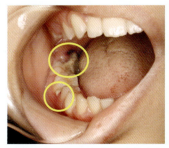
図❶ 下顎右側臼後部舌側歯肉、ならびに歯間乳頭部に一部壊死化した組織を認めた

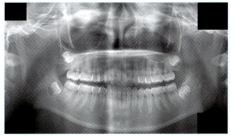
図❷ 右下大臼歯部に骨の異常所見はあきらかではなかった

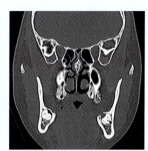
図❸ 右下智歯部に骨の異常所見はあきらかではなかった

最も疑われる疾患名は?

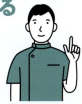

❶ 白血病
❷ 含歯性囊胞
❸ 下顎歯肉がん
❹ 下顎智歯周囲炎

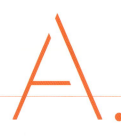

A. ① 白血病

疾患の概要：白血病は幼弱な血液細胞が骨髄で腫瘍化し、無制限に増殖する疾患である。その発生機序は、一般的には遺伝子や染色体の損傷により発症するとされるが、その原因として放射線や抗がん剤が関与することもある。本症例は、急性骨髄性白血病の診断であった。急性白血病は週単位で進行することが知られている。急性白血病の3大徴候は3系統（白血球、赤血球、血小板）の正常造血の抑制による発熱、貧血、出血傾向である。口腔では、歯肉腫脹、口腔粘膜の潰瘍、歯肉・口腔粘膜からの自然出血が代表的である。診断は問診、臨床症状、血液検査、骨髄検査などの結果に基づいて行われる。

診断に至った経緯：本症例では、受診時に38.2℃と発熱を認めてはいたものの、他2つの徴候はあきらかではなかった。口腔内は、下顎右側臼後部舌側の他、6 5|歯間乳頭部にも歯肉の壊死を疑う白色変化を認めた。

　筆者は大臼歯部の腫脹感、また発熱、全身倦怠感があることから、歯性感染症による体調不良ではないかと考え、パノラマX線撮影、CT検査、血液検査を行った。パノラマX線写真、CT画像ではあきらかな異常所見は認めなかったが、芽球が87％であったことから造血器腫瘍を疑い、即日血液内科に紹介したところ急性骨髄性白血病の診断に至った。

治療法：おもに多剤併用化学療法が行われ、適応があれば造血幹細胞移植を行う。

診断方法：急性白血病の初期症状は、全身的には発熱、全身倦怠感が多く、口腔内では歯肉の出血、腫脹、粘膜の壊死、潰瘍形成が多くみられる。出血傾向を認めた場合には比較的早期に診断されることが多い。一方で、粘膜の炎症や良性腫瘍を疑った場合には診断までに時間がかかることがある。

　本症例のように、口腔内に出血はなく、症状的には智歯周囲炎に類似した所見であっても、注意深い口腔内の観察と全身所見を勘案し、白血病が背景に潜んでいる可能性を考慮して全身スクリーニングを目的に血液検査を行う必要がある。

【参考文献】

1) 榎本昭二，他：最新 口腔外科学 第5版．医歯薬出版，東京，2017．
2) 白砂兼光，他：口腔外科学 第3版．医歯薬出版，東京，2010．
3) 内山健志，他：サクシンクト口腔外科学 第3版．学建書院，東京，2011．
4) 日本がん治療認定医機構教育委員会（編集・発行）：JBCT がん治療認定医教育セミナー テキスト 第11版．
5) 丸川恵理子，他：口腔内に初発症状を呈した急性骨髄性白血病の3例．日口外誌，56（5）：323-327，2010．

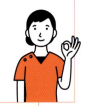

三浦桂一郎[1]　　澤山 靖[2]
Keiichiro MIURA　Yasushi SAWAYAMA

1) 長崎大学大学院　医歯薬学総合研究科　口腔顎顔面外科学分野　〒852-8523　長崎県長崎市坂本1-12-4
2) 日本赤十字社　長崎原爆病院　血液内科　〒852-8511　長崎県長崎市茂里町3-15

Q.57 下顎歯肉の有茎性腫瘤

歯肉の異常

患者 70歳、男性
主訴 左側下顎歯肉腫瘤による摂食困難
既往歴 脳梗塞、不整脈、高血圧症、胸膜中皮腫
職歴 50年間、塗装業に従事
現病歴 初診2ヵ月前より6|遠心歯肉に無痛性腫瘤を自覚した。腫瘤が次第に増大して義歯が入らなくなり、摂食困難となったため近歯科医院を受診後、当科を紹介受診した。
現症
口腔外所見 オトガイ部の知覚異常を認めず、顎下リンパ節の腫大は認められなかった。
口腔内所見 中等度の動揺を呈する6|の頰側と遠心舌側歯肉に、それぞれ径15mmと10mm、表面平滑で赤紫色、弾性軟の有茎性腫瘤を認めた（図1）。周囲組織の硬結は認められなかった。
画像所見 パノラマX線写真にて、6|遠心根が破折し、腫瘤陰影内に浮遊している像を認めた。辺縁性歯周炎による水平的骨吸収以外に不整な骨吸収像を認めなかった（図2）。

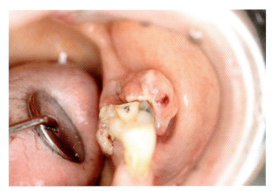

図❶ 初診時の口腔内写真

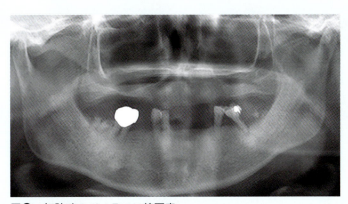

図❷ 初診時のパノラマX線写真

最も疑われる疾患名は?

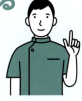

① エプーリス
② 悪性リンパ腫
③ 転移性腫瘍
④ 歯肉がん

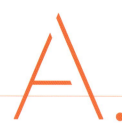

❸ 転移性腫瘍

A.

【処置および経過】

　生検の病理組織と加療中の胸膜中皮腫の組織標本とを比較したところ、染色態度が同一であったことから、胸膜中皮腫・上皮型の歯肉転移と診断した。CT、MRIで骨浸潤像を認めず、PET検査にて同部に高集積を認めた（図3）。全身麻酔下に下顎辺縁切除術を施行した（図4）。切除標本（図5）においても骨浸潤は認められず、軟組織転移と考えられた。術後4ヵ月目で部分床義歯を装着し、経口摂取は発症前の状態まで回復した（図6）が、術後8ヵ月目に肺病変の増大による呼吸不全で死亡した。

【胸膜中皮腫について】

　予後不良のアスベスト関連悪性疾患で、2004年から石綿の使用は禁止されているが、潜伏期間が20〜40年と長いことから、今後2030年ごろまで発生率は増加し、年間死亡者数は4,000人に達すると予測されている。40〜70歳代で診断されることが多く、男女比は5：1で男性に多い。病理組織型には上皮型、肉腫型、二相型があり、診断には免疫染色が必須である。一般に遠隔転移は少ない。

【口腔への転移性腫瘍について】

　他臓器からの口腔転移腫瘍の肉眼所見は扁平上皮がんに似ることもあるが、軟組織に転移した場合は良性腫瘍のように表面粘膜が正常で、膨張性の発育を示すことも多い。顎骨転移では浸潤性骨破壊が進行する。いずれも増殖が非常に早いのが特徴である。口腔転移を生じた悪性腫瘍患者は一般に予後不良で、大半が転移判明後1年以内に死亡するとされるが、口腔転移腫瘍は早期に増大しQOLを障害するため、緩和的治療として積極的な手術療法も有効である。

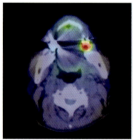
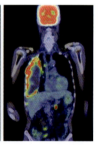

図❸　PET-CT所見。|6部のほか、右側胸膜、腸間膜リンパ節、右側殿筋に高集積を認める

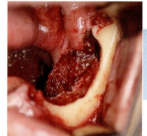
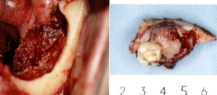

図❹　術中写真と摘出標本

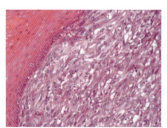

図❺　病理組織像（H-E染色×200）。歯肉扁平上皮（左方）下に紡錘形腫瘍細胞塊を認める

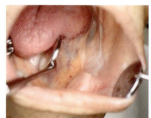
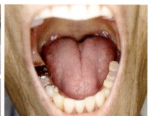

図❻　術後口腔内写真（左）と義歯装着時（右）

末松基生　Motoo SUEMATSUI　明和病院　歯科口腔外科　〒663-8186　兵庫県西宮市上鳴尾町4-31

Q.58 下顎の腫脹

歯肉の異常

患者 76歳、女性
主訴 下顎が腫れてきた
既往歴 高血圧症
家族歴 特記事項なし
現病歴 約1年前より左側下顎前歯部歯肉に腫脹を自覚していた。改善がみられないため、近医歯科を受診した。診査の結果（図1）、1〜5|辺縁性歯周炎急性発作の診断となった。消炎目的に抗菌薬の投与を行い、保存不可と診断した|125および|2|の抜歯を行った。症状は一時的に緩解したものの、その後に左側下顎前歯部歯肉に腫瘤を伴う腫脹を認め、オトガイ部にも異常な腫脹が出現し、精査および加療目的のため当科に紹介初診となった。
現症 体格中等度、栄養状態は良好であった。当科初診時、オトガイ部に異常な腫脹を認めた（図2）。また、左側下顎前歯部歯肉に腫瘤を伴う腫脹を認めた（図3）。所属リンパ節に異常所見はなかった。
画像所見 初診時のCT画像にて、下顎前歯部全体に広範な骨破壊像を認めた（図4）。

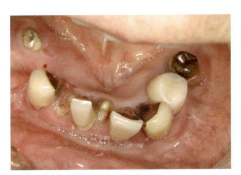
図❶ 前医初診時の口腔内所見

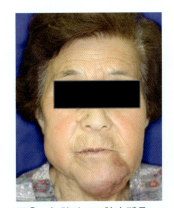
図❸ 初診時の口腔内所見

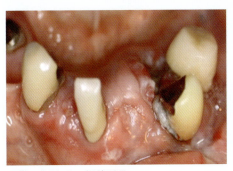
図❷ 初診時の顔貌所見

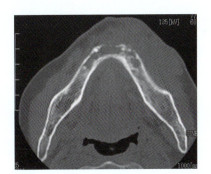
図❹ 初診時のCT所見

最も疑われる疾患名は？
① エナメル上皮腫
② 悪性リンパ腫
③ エプーリス
④ 下顎骨骨髄炎

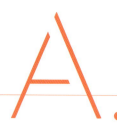

❷ 悪性リンパ腫

診断のポイント：症状および画像所見より腫瘍性疾患が考えられる。骨の浸潤破壊像を認めることより、悪性腫瘍が最も疑われる。潰瘍などの所見はないが、腫瘤を伴う腫脹を認める。また、臨床経過が長いため、炎症性疾患より継発し、比較的頭頸部領域に好発する悪性リンパ腫の臨床診断となった。

処置および経過：腫瘍性疾患の疑いにて、一部生検を施行した。病理組織学的に悪性リンパ腫（びまん性大細胞型B細胞リンパ腫：DLBCL）の診断を得る（図5）。当院血液内科へ紹介となり、化学療法および放射線療法の治療方針となった。4̄は放射線照射前に抜歯した。治療後の経過は良好で、2年以上経過した現在でも再発は認められず、経過は良好である（図6）。

考察：2016年のWHO分類では、Hodgkinリンパ腫と非Hodgkinリンパ腫（B細胞リンパ腫、T/NK細胞リンパ腫）に大別される。さらに各々細分化され、70種類以上の疾患単位に分類される。非Hodgkinリンパ腫で代表的なものは、びまん性大細胞型B細胞リンパ腫（DLBCL）である。

悪性リンパ腫は臨床症状が多彩であり、特徴的な臨床所見が少なく、本症と診断することは非常に困難である。病理組織学的検査においても、数回の生検にて炎症と診断された後、本症と診断されることも多い。今回の症例では一回の生検にて確定診断を得ることができ、スムーズに治療へ移行することができたが、臨床診断に際しては、先入観に囚われずつねに悪性腫瘍を疑う慎重な姿勢が重要である。

慢性骨髄炎に合併する悪性腫瘍としては扁平上皮がんが最も多く、線維肉腫、骨髄腫、悪性リンパ腫などが報告されている。今回の症例においても、慢性炎症が悪性リンパ腫の発生に関与した可能性が強く考えられる。

【参考文献】
1）佐藤春樹、高木雄基、他：広範な下顎骨壊死を伴った加齢性EBV陽性びまん性大細胞型B細胞性リンパ腫の1例．口腔腫瘍，25：213-219，2013．
2）宮崎幸政、菊池直士、他：慢性骨髄炎治療後に悪性リンパ腫を発生した1例．整形外科と災害外科，55：200-204，2006．

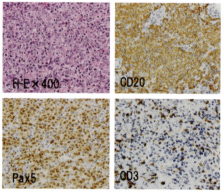

図❺ 病理組織像：大型不整形核をもつ異型細胞がびまん性に増殖している。B細胞マーカー（CD20・Pax5）陽性、T細胞マーカー（CD3）陰性。他、CD10陰性、CD5陰性、Ki67：60％

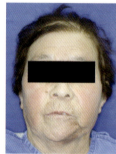
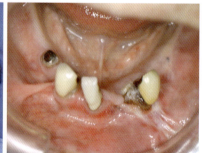

図❻ 治療後の顔貌・口腔内所見。オトガイ部および下顎歯肉部の腫脹は消失した

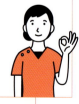

小板橋 勉
Tsutomu KOITABASHI　公益財団法人 湯浅報恩会 寿泉堂綜合病院 歯科口腔外科　〒963-8585　福島県郡山市駅前1-1-17

歯肉の異常

Q.59

上顎臼歯部義歯床下歯槽頂粘膜の紅斑

患者 86歳、男性
主訴 左側上顎歯肉の接触痛
現病歴 3ヵ月前より左側上顎歯肉部の接触痛を自覚、疼痛のため部分床義歯が装着できなくなり近在歯科を受診した。左側上顎臼歯部義歯床下歯槽頂粘膜に発赤と接触痛を認めたため、ステロイド軟膏を処方し約1ヵ月間経過観察を行ったが、改善が得られないとのことで当科紹介となった。
既往歴 高尿酸血症、アルツハイマー型認知症、末梢循環障害、気管支炎、前立腺肥大症の診断で近在内科へ通院、内服加療中であった。
内服薬 アロプリノール、メマンチン塩酸塩、トコフェロールニコチン酸エステル、アンブロキソール、カルボシステイン、オロパタジン、シロドシン
現症 体格中等度、栄養状態は良好。顔貌は左右対称、頸部リンパ節腫脹は認めなかった。口腔内所見として左側上顎臼歯部歯槽頂に20×18mm大の境界明瞭でやや陥凹した紅斑を認め、軽度の接触痛を伴っていた（図1）。
臨床検査所見 血液検査所見は、赤血球数 431万/μL、白血球数 4,500/μL、血小板数 13.3万/μL、抗BP180抗体陰性、抗デスモグレイン1、3抗体陰性　SCC 1.7ng/dLであった。
パノラマX線写真では全顎的に水平性の骨吸収を認め、左側上顎臼歯部は顎堤の吸収が著明であったが骨破壊像はあきらかではなかった（図2）。

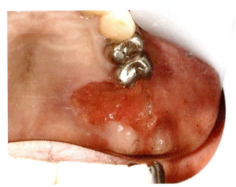
図❶ 初診時の口腔内写真

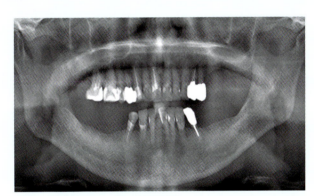
図❷ 初診時のパノラマX線写真

最も疑われる疾患名は？

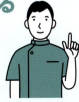

❶ 歯肉癌
❷ 扁平苔癬
❸ 口腔カンジダ症
❹ 類天疱瘡

123

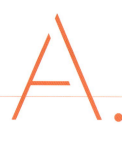

① 歯肉癌

A.

経過：前医にてステロイド軟膏が処方され、約1ヵ月間にわたり経過観察が行われていたが、改善が得られなかったことから単純な褥瘡性潰瘍ではなく腫瘍性疾患を疑い、局所麻酔下に生検を施行した。病理組織学的に扁平上皮癌の診断を得たため、各種画像検査（MRI、FDG-PET/CT：図3）を施行してステージングを行い、左側上顎歯肉扁平上皮癌（cT2N0M0）と診断した。生検組織像（内向性で浸潤傾向が強い、YK3C）、年齢、基礎疾患を考慮し、全身麻酔下で左側上顎骨部分切除術および予防的な肩甲舌骨筋上頸部郭清術を施行した。

手術検体の病理組織所見では、びらん部に角化を伴う扁平上皮癌細胞の浸潤を認めたが顎骨浸潤はなく（図4）、頸部リンパ節に転移も認められなかった。最終診断は左側上顎高分化型扁平上皮癌（pT2N0M0）であり、現在、外来通院にて経過観察中である。

鑑別すべき疾患：口腔粘膜に紅斑やびらん、潰瘍を呈する疾患は多彩であり、扁平苔癬や紅板症、義歯不適による褥瘡性潰瘍、紅斑性（萎縮性）カンジダ症、天疱瘡、類天疱瘡、全身性エリテマトーデス、多形滲出性紅斑などが挙げられる。臨床所見が重要であるが、確定診断には血液検査や真菌培養検査、病理組織学的検査（生検）などを総合的に検討し診断する必要がある。

本症例は、臨床所見からはまず紅板症と診断するのが妥当であると思われるが、紅板症は臨床病名であり、組織学的には種々の病変や病態、時に扁平上皮癌を含む疾患であることを認識しなければならない。また、義歯床下の粘膜に病変がみられた場合は、義歯性潰瘍やカンジダ症などとの鑑別も必要になる。

本症例の鑑別のポイントは、病変がやや陥凹していることであり、腫瘍性疾患の可能性が高いと考えなければならない。紅板症の癌化率は40〜50％と報告されていることが多いが、上述のごとく臨床診断時すでに悪性腫瘍病変を含んでいることが多いため、生検により病理組織学的診断を下したうえでその組織像、病態に応じて、ただちに適切な外科的対応をとることが望ましい。

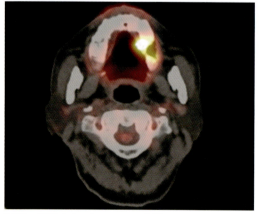

図❸　術前のFDG-PET/CT画像

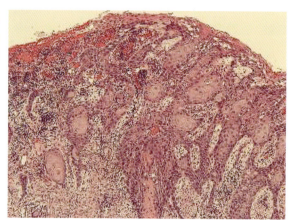

図❹　病理組織写真（H-E染色×100）

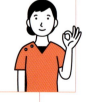

和久井崇大　川又 均
Takahiro WAKUI　Hitoshi KAWAMATA　獨協医科大学医学部　口腔外科学講座　〒321-0293　栃木県下都賀郡壬生町北小林880

Q.60 壊死組織を伴う潰瘍

歯肉の異常

患者 75歳、女性
初診 2019年9月
主訴 右側上顎歯肉部の接触痛
現病歴 2019年6月、3 2 1|部ビスフォスフォネート（BP）関連顎骨壊死にて当科を受診した。すでにBP製剤は中止されており、3 2 1|抜歯術、腐骨除去術を施行した。術後経過良好にて転院となったが、右側上顎前歯部口腔前庭に潰瘍を生じたため、再度紹介され受診した。
既往歴 関節リウマチ。右人工膝関節置換術および腰椎圧迫骨折後、骨粗鬆症。
薬歴 メトトレキサート（MTX）2mg 3C/週、セレコキシブ錠100mg 2T/日、プレドニゾロン錠5mg 1T/日、レバミピド錠100mg 2T/日、ブシラミン錠100mg 2T/日、バゼドキシフェン錠20mg 1T/日、エルデカルシトールカプセル0.75μg 1C/日。
現症
全身所見 円背であり、両手指に変形がみられた。
口腔内所見 右側上顎前歯部歯肉から口腔前庭部に、内部に壊死組織を伴う潰瘍がみられた。潰瘍周囲の硬結はわずかであった（図1）。
画像所見 造影CTにて右側上顎前歯部の歯槽骨唇側は欠損し、上顎前歯部口腔前庭部に、内部にエアーを伴う軟部濃度と辺縁の濃染がみられる（図2）。
血液検査所見 WBC 7,500/μL、CRP 0.61 mg/dL、LDH 219IU/L、可溶性IL-2受容体794 U/mLでCRP、可溶性IL-2受容体が高値であった。EBV VCA-IgG 5.4（+）、EBV VCA-IgM 0.8（+ -）、EBV EBNA 4.0（+）であり、EBウイルス（EBV）既感染と考えられた。

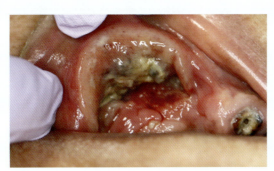

図❶ 3 2 1|部歯肉から口腔前庭部の潰瘍

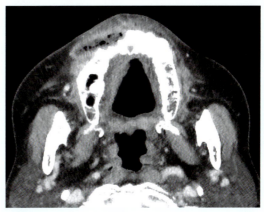

図❷ 造影CT（Axial像）

最も疑われる疾患名は？

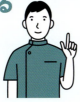

❶ 歯肉がん
❷ 顎骨壊死
❸ 義歯性潰瘍
❹ EBV陽性リンパ増殖性疾患

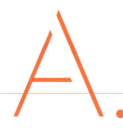

❹ EBV陽性リンパ増殖性疾患

　MTXの投与に伴う免疫抑制状態下ではさまざまなリンパ増殖性疾患を生じ、MTX関連リンパ増殖性疾患と呼ばれている。本疾患はしばしばEBV陽性であり、EBV陽性リンパ増殖性疾患（EBV-positive lymphoproliferative disorder：EBV-LPD）でもある。EBV-LPDのうち、とくに皮膚、粘膜に限局して発症し、潰瘍性病変を呈するものはEBV陽性粘膜皮膚潰瘍（EBV-positive mucocutaneous ulcer：EBVMCU）と呼ばれ、2017年にWHOで新たな疾患として分類されている。

　EBVMCUは一般的に孤立性であり、口腔、咽頭、皮膚、上部消化管に生じるが、口腔粘膜が最も多いとされている。そのうちの多くは、医原性の免疫抑制状態や加齢、稀に潜在的な免疫抑制状態から生じると推測されている。病理組織学的には、古典的ホジキンリンパ腫やEBV陽性び漫性大細胞型B細胞リンパ腫との鑑別を要し、免疫組織化学染色や臨床像から総合的に判断する必要がある。

　EBVMCUの多くは免疫抑制薬の休薬や減量によって寛解する予後良好な疾患であるため、他のEBV-LPDとの鑑別が重要であるが、再発やリンパ腫への進展例も報告されているため、慎重な経過観察が必要である。

処置および経過：右側上顎前歯部悪性腫瘍を疑い、生検を施行した。

病理組織学的所見：潰瘍直下に、核形不正で明瞭な核小体を有する大型異型リンパ球のび漫性浸潤、増殖がみられる。増殖リンパ球の間には既存の唾液腺組織が残存している。増殖する異型リンパ球は、CD3−、CD4−、CD5−、CD8−、CD20+、CD79a+、CD56−、TdT−、EBER−1+であり、EBVMCUなどのEBV-LPDが疑われる（図3〜5）。

　MTXの投与歴からEBVMCUの可能性を考え、処方医に対診のうえ、MTXを休薬したところ潰瘍は徐々に縮小し、6週間で消失した。

最終診断：右側上顎前歯部EBVMCU

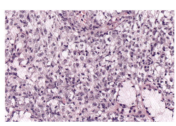

図❸　H-E染色。大型異型リンパ球のび漫性浸潤、増殖がみられる。増殖リンパ球の間には、既存の唾液腺組織が残存している（×200）

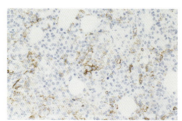

図❹　免疫組織化学染色。異型リンパ球はCD20陽性を示す（×200）

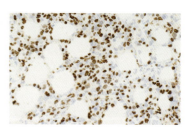

図❺　免疫組織化学染色。異型リンパ球はEBER-1陽性を示す（×200）

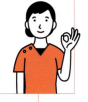

成相義樹　松江市立病院　歯科口腔外科　〒690-8509　島根県松江市乃白町32-1
Yoshiki NARIAI　島根大学医学部　歯科口腔外科学講座　〒693-8501　島根県出雲市塩冶町89-1

歯肉の異常

Q.61 根管治療で改善しない歯肉の腫れ

患者 59歳、男性
主訴 右側鼻翼部の腫脹
現病歴 初診の1ヵ月前から右側上顎歯肉の腫脹を自覚。かかりつけ歯科で 2| の根管治療ならびに抗菌薬の投薬を受けたが症状は改善せず、当科を紹介され受診した。
既往歴 胆のう摘出手術（40歳）
家族歴 特記事項なし
現症
口腔外所見 右側鼻翼部から頬部にかけて軽度腫脹を認めたが、皮膚は正常であった。
口腔内所見 6～3|頬側歯肉ならびに口蓋側歯肉に腫脹を認めた。頬側歯肉は発赤、一部壊死を認めた（図1）。
画像所見　パノラマX線所見 2|に根尖病巣を認める以外に、異常所見は認められない（図2）。
臨床検査所見 白血球数8,240/μL、赤血球数476×10⁴/μL、Hb15.8g/dL、血小板数25.8×10⁴/μL、CRP0.18mg/dL。

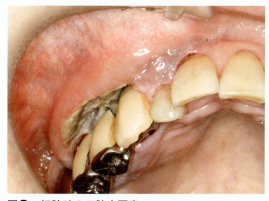
図❶　初診時の口腔内写真

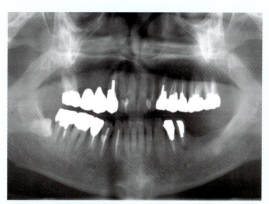
図❷　初診時のパノラマX線写真

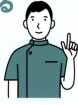

最も疑われる疾患名は？

① 急性壊死性潰瘍性歯肉炎
② 急性辺縁性歯周炎
③ 歯肉膿瘍
④ 悪性リンパ腫

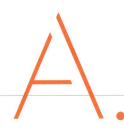

④ 悪性リンパ腫

臨床経過：MR画像にて上顎骨と一塊の40×20mm大の腫瘤性病変を認めたため（図3）、上顎歯肉腫瘍の臨床診断にて組織生検を行った。その結果、非ホジキンリンパ腫と診断された。血液内科に対診依頼し、化学療法（CHOP療法）と放射線治療の併用療法により完治した。

考察：悪性リンパ腫は白血球の中のリンパ球が癌化した悪性腫瘍で、日本人の場合は大半が非ホジキンリンパ腫である。その由来、組織の性質から身体のいかなる部位にも発症する可能性がある。

本症例のようにリンパ節以外の臓器に発生した場合は、節外性リンパ腫といわれる。節外性リンパ腫の発生頻度は50％程度であるが、口腔内の発生頻度は2％程度と報告されている。顎口腔領域における悪性リンパ腫の好発部位は歯肉歯槽部、顎骨、上顎洞、唾液腺の順に多く、なかでも歯肉歯槽部に多く発生すると報告されている。口腔領域の悪性リンパ腫は、臨床症状として無痛性のび漫性腫脹や腫瘤の形成がみられることが多いが、特有の臨床症状に乏しく、炎症性疾患に類似する症状を呈することが多いため、診断において困難を来すことが報告されている。

また、本症例のように病変部に壊死を伴うことは稀である。本症例ではたまたま病変がブリッジのポンティック下で発生したため、腫瘤が増大した際にポンティックに挟み込まれ血流障害が生じ、壊死したと考えられる。悪性リンパ腫が歯肉歯槽部に生じた場合には、初発症状が感染症様症状で始まった際に歯科を最初に訪れる可能性は高い。

例題の臨床経過ならびに臨床所見のみでは①～④のすべての選択肢の可能性が考えられ、本症例のように病巣部位に根尖性歯周炎が認められた場合には、歯性感染症と診断し、根管治療および消炎治療が第1選択となるのはやむを得ないと思われる。

しかし、治療の予後が不良であったり不自然な経過を辿るようであれば、本疾患を念頭に入れておく必要性がある。

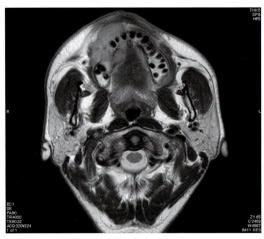

図❸ 初診時のMR画像

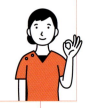

小川 隆　Takashi OGAWA　東京医科大学八王子医療センター　歯科口腔外科　〒193-0998　東京都八王子市館町1163番地

歯肉の異常

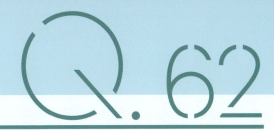

歯肉頰移行部の腫瘤

患者 61歳、男性
主訴 6̅頰側歯肉の腫瘤
現病歴 6̅に疼痛を認めたため、かかりつけ歯科を受診した。画像検査で根尖部透過像が大きいことや、2年前に歯根囊胞の疑いも指摘されていたことから、精査・加療目的に本院へ紹介となった。
既往歴 大腸ポリープ（良性・2年前に手術）
現症 6̅頰側歯肉に腫瘤を認めた（図1）。自発痛と圧痛は認めなかったが、打診痛と1度の動揺を認めた。また、頰側分岐部に12mmの歯周ポケットを認めた。
画像所見 デンタルX線写真では、根分岐部より根尖部に広がる透過像が認められた（図2a）。CBCT像では、骨吸収は頰側皮質骨には及んでいなかった（図2b）。
病理組織検査 確定診断のため、6̅腫瘤部の病理組織検査を行った（図3）。

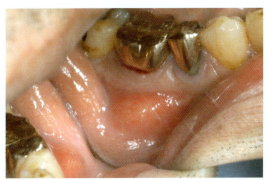

図❶ 初診時の口腔内写真

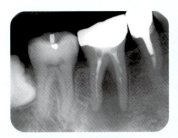
a：デンタルX線写真
図❷ 同、検査画像

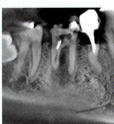
b：CBCT像

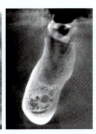

図❸ 腫瘤生検部の病理組織像

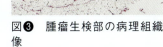

最も疑われる疾患名は？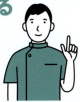
① 脂肪腫
② 歯根嚢胞
③ 歯根肉芽腫
④ 難治性根尖性歯周炎

① 脂肪腫

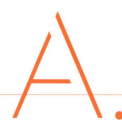

本症例は、病理組織検査結果からの歯内歯周病変部位に脂肪腫が合併して生じたものと診断した。

脂肪腫は、分化した脂肪組織からなる非上皮性の良性腫瘍であり、口腔・顎顔面領域での発生頻度は比較的稀（全脂肪腫の0.2〜2.2％）とされてきたが、近年、長期間の集計例による臨床的・病理学的報告も増加しており、口腔内脂肪腫がもはや稀ではないという報告も見られる。わが国では中高年層に好発したとする報告が多い。口腔領域では、頬粘膜や舌に好発するが、歯肉組織には元来、脂肪組織が認められないため、歯肉や歯肉頬移行部に発生することは少なく、異所的な脂肪細胞が存在したことが原因と考えられる。

一般に無痛性の腫瘤または腫脹で増殖が緩慢であるため自覚に乏しく、来院までの病悩期間は比較的長い（10〜40年）。治療は腫瘍摘出術が行われ、通常は線維性被膜によって被覆されているため、切除すれば再発することはないが、腫瘍が残存した場合には再発が見られることもある。

本症例においては、根管治療での腫瘤に対する反応性は乏しく、途中で可動性を触れるようになったため、CBCT撮影の結果、透過像部と歯肉腫瘤部に連続性は認められなかった。さらに、腫瘤上を穿刺するも内容液を吸引できなかったため、切開を加え、粘膜を剥離すると、歯肉頬移行部に10mm大の黄色の境界明瞭な腫瘤を認めたため、摘出術を行った。腫瘤は骨膜の上に存在し、骨との連続性は認めなかった。摘出組織を病理組織検査へ提出した結果、脂肪腫と確定診断された（図4）。また、並行して根管治療および歯周治療を行い、根分岐部から根尖部にかけての広範囲なX線透過像はほぼ消失し、現在まで良好に経過している（図5）。

【参考文献】
1）白砂兼光, 古郷幹彦（編）：口腔外科学　第4版. 医歯薬出版, 東京, 2020：285-286.
2）星野照秀, 大野啓介, 高野正行, 片倉 朗：下顎歯肉から歯肉頬移行部に発生した線維性脂肪腫の1例. 日本口腔診断学会雑誌, 31（3）：221-224, 2018.
3）野池淳一, 清水 武, 五島秀樹, 川原理恵, 植松美由紀, 細尾麻衣, 横林敏夫：口腔顎顔面領域に発生した脂肪腫の臨床的検討. 新潟歯学会誌, 41（2）：91-97, 2011.

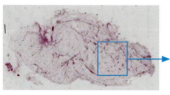
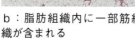

図❹　摘出腫瘤部の病理組織像
a：摘出された組織片
b：脂肪組織内に一部筋組織が含まれる

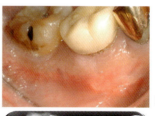
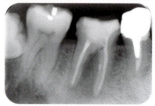

a：口腔内写真
b：デンタルX線写真

図❺　治療3ヵ月後

湯本浩通[1]　Hiromichi YUMOTOI　　青田桂子[2]　Keiko AOTA　　二宮雅美[1]　Masami NINOMIYA

1）徳島大学大学院医歯薬学研究部　歯周歯内治療学分野　〒770-8503　徳島県徳島市蔵本町3-18-5　　2）同、口腔内科学分野

歯肉の異常

Q.63 抜歯後治癒不全

患者 25歳、女性
主訴 左下顎智歯の抜歯後の痛みと違和感
既往歴 4年前に急性骨髄性白血病のため造血幹細胞移植が行われ、その後寛解が得られたため、血液内科医による経過観察がなされていた。
現病歴 約2ヵ月前に⌈8の動揺と違和感を自覚したため、近医歯科医院を受診し、⌈8の抜歯術を受けた。抜歯後も痛みや違和感といった症状が改善しなかったため、同歯科医院を再度受診したが、抜歯後感染の診断で抗菌薬を処方され、終診となっていた。
　しかし、左下顎部の症状は改善傾向になかったため、血液内科主治医に相談したところ、当科へ紹介となった。
現症　口腔外所見 顔貌は左右対称で、左下顎部の腫脹や頸部リンパ節の腫脹は認めなかった。
口腔内所見 左下顎智歯の抜歯部位に、表面粘膜が粗造で、比較的境界明瞭な外向性腫瘤を認めた（図1）。硬結を触知せず、非常に軟らかい病変であった。排膿や出血は認めず、また周囲粘膜の発赤や腫脹も認めなかった。なお、口腔衛生状態は極めて良好であった。
画像所見　パノラマX線画像 左下顎智歯の抜歯部位に、あきらかな異常所見は認めなかった（図2）。

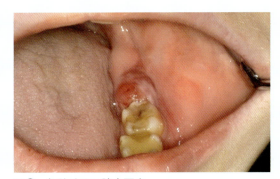
図❶　初診時の口腔内写真

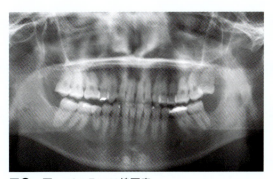
図❷　同、パノラマX線写真

最も疑われる疾患名は？

① 抜歯後感染
② エプーリス
③ 急性骨髄性白血病髄外再発
④ 下顎骨骨髄炎

131

❸ 急性骨髄性白血病髄外再発

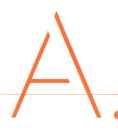

　造血幹細胞移植技術や多剤併用療法の進歩により、白血病の治療成績は向上したが、25〜30％の症例では再発を生じるといわれている。そして、そのうち5％程度は、白血病細胞が髄外臓器へ浸潤する髄外再発を起こすといわれている。髄外再発を生じる部位としては乳房や消化管などに多いとされ、ごく稀に口腔内にも生じる。決して頻度は高くないが、周術期等口腔機能管理が積極的に推進されているなかで、がん治療の既往をもつ患者の口腔内を診察する機会が増加していることから、こういった希少な症例を知識として有することは無駄にはならないと考える。

　本症例では、問診が一つの重要なポイントである。白血病の既往があり、また、口腔衛生状態が良好な25歳の女性にもかかわらず、8̄のみの動揺を自覚したという現病歴は、通常の智歯関連症状とは異なることを予感させる。造血幹細胞移植後の二次固形がんが、口腔に多く発症することはよく知られている。本症例は二次固形がんではないが、造血幹細胞移植後に、口腔に何らかの悪性腫瘍が生じる可能性が一般の集団よりも高いことを、かかりつけ歯科医は認識する必要がある。

　本症例においては、感染所見に乏しいことから、歯性感染症（抜歯後感染、下顎骨骨髄炎）は否定的である。また、エプーリスでよくみられる弾性軟の腫瘤ではなく、押して潰れるような柔らかい病変であった。口腔内の髄外再発病変は、弾性硬や弾性軟であったという報告が多い反面、報告数自体が少ないことから所見の画一化は困難だが、少なくとも本症例は典型的なエプーリスとは異なる。

　かかりつけ歯科医のマネジメントという観点から究極的なことをいうと、本症例において重要なのは、「この症例は髄外再発である」と診断できることではない。ある程度の口腔外科研修の経験がなければ、初見で髄外再発を疑うのは極めて困難であろう。

　しかしながら、こうした症例の経過や視診・触診により、「何かおかしい」と感じてほしいのである。そして、たとえば抜歯後感染という「誤診」のもと、抜歯窩の掻爬などの「誤治療」を行ってしまったとしても、その後の治癒評価で早々に「何らかの腫瘍」を疑ってほしい。掻爬の際に病理検査に出していたら、それは"ファインプレー"ともいえよう。

　本症例を見たときに、何も手をつけずに早々に高次医療機関に紹介することが最善の方法ではあるが、極めて稀な症例であることを鑑みれば、誤診に伴う誤った治療後の評価腫瘍を疑い、すみやかに高次医療機関へ紹介することは、現実的な方法として全否定されるものではないと、個人的には考えている（決して「誤診」を容認しているわけではないことをご理解いただきたい）。

　髄外再発が口腔内に見られた症例の予後は極めて悪いため、血液内科医による早期の全身治療開始が望まれる。治療の遅延を防ぐために、本症例を記憶に留めてほしい。

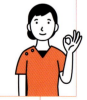

石川恵生　　飯野光喜
Shigeo ISHIKAWA　　Mitsuyoshi IINO　　山形大学医学部　歯科口腔・形成外科学講座　〒990-9585　山形県山形市飯田西2-2-2

Q.64 歯肉の異常

歯肉が腫れて、歯が磨けません

患者 79歳、女性
主訴 歯肉の腫脹
既往歴 高血圧症、高脂血症（カルシウム拮抗薬や抗てんかん薬、免疫抑制薬は内服していない）。
現病歴 2021年1月、両側上下顎歯肉の無痛性腫脹を自覚し、歯磨きしにくくなったことを苦にして近在歯科医院を受診した。同院にて歯周治療を受けるも奏効せず、歯肉の腫脹が進行したため、1年後に当科紹介となり受診した。
現症　全身所見 体格中等度、栄養状態は良好であった。
口腔外所見 顎下腺や頸部リンパ節の腫脹は認められなかった。
口腔内所見 両側上下顎歯肉は全体的に腫脹しており、とくに臼歯部においては歯冠部を覆い、さらに水平方向への著明な腫脹を認めた（図1）。舌側や口蓋側ではやや浮腫様腫脹で、唇頬側は比較的硬い歯肉肥厚であった。ごく軽度の歯肉発赤をみるも、多くは正常に近い色調であった。口腔清掃は困難で、歯周病の併発もあって歯周ポケットは10mmを超え、易出血性を認めた。
画像所見 パノラマX線所見では、残存歯の周囲歯槽骨は比較的吸収なく保たれていた（図2）。CT所見では、腫瘍性病変や骨の増大は認めなかった。
臨床検査所見 白血球数 6,700/μL、CRP 0.02 mg/dL、BUN 14.0mg/dL、Cre 0.66mg/dL。

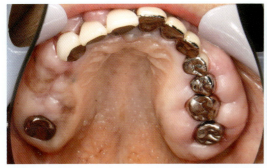
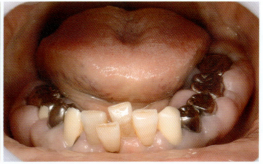

図❶　初診時の口腔内写真。上下顎前歯から臼歯にみられる歯肉の腫脹

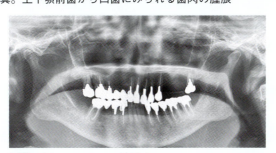

図❷　同、パノラマX線写真

最も疑われる疾患名は？

1. 外骨症
2. 開花性セメント質骨異形成症
3. IgG4関連疾患
4. 薬剤関連歯肉肥大症

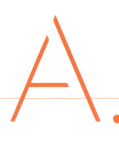

③ IgG4関連疾患

　単純な歯肉炎や歯周炎とはあきらかに異なる病的な歯肉肥大・増殖の原因として、抗てんかん薬やカルシウム拮抗薬、そして免疫抑制剤による薬剤性歯肉増殖症と、遺伝性素因に遺伝性歯肉線維腫が挙げられる。しかし、本症例では上記薬剤の服用経験はなく、遺伝的素因も認められなかった。骨種や顎骨腫瘍などはX線写真やCT画像より否定した。歯科医院による1年もの歯周病治療に効果を示さず、満足なブラッシングが行えないことや、食事摂取の困難も訴えていたことから、早々の治療が必要となり、全身麻酔下に両側上下顎歯肉切除および歯肉剝離掻爬術を行った（**図3**）。手術では、切除した歯肉の上皮下結合組織層の肥大を認めた。

　病理所見では、表層の重層扁平上皮の軽度肥厚と過角化を認め、上皮下には線維性結合組織が増生しており、リンパ球と形質細胞浸潤、リンパ濾胞が散見された（**図4**）。免疫染色にてIgG4/IgG 陽性細胞比が40％を超えていたことから追加で血液検査を行い、IgG4 155 mg/dL の高IgG4血症を認め、IgG4関連疾患包括診断基準の少なくとも準確診群以上のIgG4関連疾患と診断した（後に専門内科にて確定診断を受けた）。

　IgG4関連疾患（IgG4-related disease：以下、IgG4-RD）は、血液検査にて高IgG4血症および組織学的にIgG4陽性形質細胞の浸潤・線維化がみられ、腫瘤性、肥厚性病変を特徴とする全身性・慢性炎症性疾患である。歯肉に発生したIgG4-RDは稀であるが、口腔外科において比較的よく遭遇する疾患となっている。IgG4-RDの頭頸部好発部位は、涙腺や唾液腺、頸部や縦隔リンパ節で、長い間シェーグレン症候群の一種と考えられていたミクリッツ病もIgG4-RDに含まれている。

　歯肉肥大を認めたときには、歯周基本治療を徹底して行うが、歯肉肥大が治らない場合では、本症例のような稀な歯肉肥大もあり、患者の罹患する全身疾患と常用薬の正確な知識をもち、適切な診断と治療を行うことが求められる。

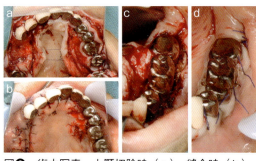

図❸　術中写真。上顎切除時（a）、縫合時（b）、および下顎切除時（c）、縫合時（d）

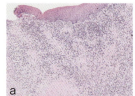
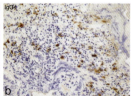

図❹　病理組織像。a：HE染色像、b：免疫組織化学的染色像 IgG4

黒柳範雄
Norio KUROYANAGI　　碧南市民病院　歯科口腔外科　口腔ケアセンター　〒447-8502　愛知県碧南市平和町3-6

Q.65 新生児の下顎前歯部歯肉に認められた腫瘤の2症例

※症例A、症例Bとも、Questionの選択肢は同一です

【症例A】
患者　生後12日目の女児
主訴　下顎前歯部歯肉の腫瘤
現病歴　正常分娩で出生(在胎40週5日、3,058g、Apgar：10/10点)。下顎前歯部歯肉に腫瘤が認められたが授乳に支障はなく、生後12日目に当科紹介となった。
現症　3,120g、全身状態は良好で、嚥下や吸啜も良好であった。
口腔内所見　下顎前歯部（$\overline{\mathrm{AB}}$相当部）歯槽頂に15×10×10mm大の卵円形、表面平滑でやや赤みを帯びた弾性軟の有茎性腫瘤を認めた（図1）。

【症例B】
患者　生後6日目の女児
主訴　下顎前歯部歯肉の腫瘤
既往歴　大動脈縮窄症
現病歴　誘発分娩にて出生（在胎39週6日、2,888g、Apgar：8/9点）。下顎前歯部歯肉の腫瘤と心エコー検査にて大動脈縮窄が認められ、翌日当センターに搬送、その後当科受診となった。
現症　2,650g、心血管作動薬、酸素が投与されていた。吸啜反射は良好であったが、緊急の心臓外科手術の可能性があり、経管栄養となっていた。
口腔内所見　下顎前歯部（$\overline{\mathrm{A}}$相当部）歯槽頂に長径7mm大の卵円形、表面平滑で周囲歯肉よりもやや赤みを帯びた透明感のある軟性の腫瘤を認めた（図2）。

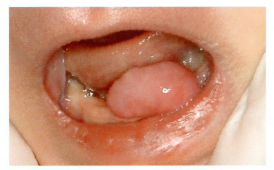

図❶　症例A：下顎前歯部に弾性軟の腫瘤を認める

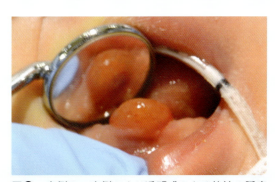

図❷　症例B：症例Aより透明感のある軟性の腫瘤を認める

最も疑われる疾患名は？

① 先天性エプーリス
② 線維腫
③ 萌出囊胞
④ 粘液囊胞

※症例A、症例Bの回答をそれぞれお考えください

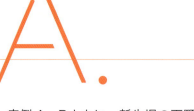

症例B ③ 萌出囊胞　症例A ① 先天性エプーリス

症例A、Bともに、新生児の下顎前歯部歯肉に稀に認められる腫瘤である。

【症例A：先天性エプーリス】

先天性エプーリスは、新生児の歯肉に先天的に発生した良性の限局性小腫瘤である。発生頻度は比較的稀で、女児に多く、上下顎の前歯部が好発部位とされている。原因は、胎生期の吸啜行動による歯肉への機械的刺激などが推察されている。

治療は、腫瘤による哺乳障害や口唇閉鎖が困難な場合、腫瘤からの出血や増大傾向が認められる場合などは積極的に切除を検討するが、患児の成長や歯の萌出に伴って、その機序は不明であるものの縮小、自然消失することがしばしば報告されている。あきらかな機能障害や腫瘤の増大傾向が認められずに、腫瘤の縮小傾向が認められる期間は経過観察を行ってよいと思われる。

本症例では、生後3ヵ月に全身麻酔下での切除術を検討したが、同時期より腫瘤の縮小傾向が認められ、最大径が15mmから10mmになった。そして、生後5ヵ月には A| 遠心部で5mm大の半球状となり（図3）、さらに縮小して生後1歳8ヵ月には消失した。

先天性エプーリスは病理組織学的に顆粒細胞腫像を呈するが、経過とともに顆粒細胞が消失して線維性結合組織に置換され、多彩な像に置き換わるとされている。

【症例B：萌出囊胞】

萌出囊胞は、萌出中の歯冠を取り囲んで歯槽部歯肉に発生した限局性の膨隆である。先天的にも認められ、下顎前歯部が好発部位とされている。組織液が貯留して形成される囊胞で、透明感があるが内容液に血液が混在していると暗赤色を呈する。

治療は、歯の萌出に伴って自然消失するため基本的には経過観察であるが、哺乳障害などを認める場合には開窓術を行う。

本症例では、早期の心臓外科手術は不要となり経口哺乳を開始、その後腫瘤は縮小し、|A 萌出に伴い、生後3ヵ月には消失した（図4）。X線検査は行っていないため萌出歯は過剰歯の可能性もあるが、あきらかな動揺を認めず、誤飲・誤嚥のリスクも少ないと判断し経過観察とした。X線検査で囊胞内に萌出途中の歯を認めれば、診断は確実となる。

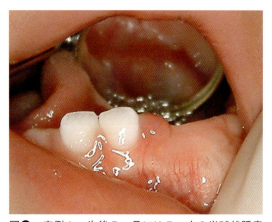

図❸　症例A。生後5ヵ月には5mm大の半球状腫瘤となった

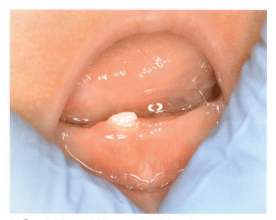

図❹　症例B。生後3ヵ月で腫瘤は消失した

加藤かりん　加納欣徳
Karin KATO　Yoshinori KANOH　　あいち小児保健医療総合センター　歯科口腔外科　〒474-8710　愛知県大府市森岡町七丁目426番地

歯肉の異常

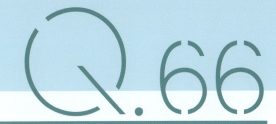

歯肉の潰瘍

患者 83歳、男性
主訴 歯肉の潰瘍形成
現病歴 20XX年7月、左上顎大臼歯部の歯肉に潰瘍を認め、近在歯科医院を受診したところ、歯肉がんの疑いで精査加療目的にて当院紹介となった。
家族歴 特記事項なし
既往歴 慢性心不全、心房細動、高血圧、高尿酸血症、脂質異常症、2型糖尿病、逆流性食道炎、慢性関節リウマチ（RA）
内服薬 プラバスタチンNa錠5mg、ネキシウムカプセル20mg、アロプリノール錠100mg、リクシアナOD錠60mg、マグミット錠、テネリアOD錠20mg、プレドニゾロン錠1mg、サインバルタカプセル20mg、メトトレキサート（MTX）8mg
アレルギー なし

全身所見 体格は中肉中背（BMI：25）。栄養状態は良好。顔貌は左右対称。体温は36.6℃で全身倦怠感なし。他に頸部リンパ節の腫脹や全身他部位に皮膚症状などの異常は認めなかった。
口腔所見 |6̄7̄8̄ 相当部の口蓋側歯肉に拇指頭大の潰瘍が認められ、当該部位の歯には軽度の動揺がみられた（図1）。
CT所見（上顎Plain+DynamicCT） |6̄7̄8̄ 歯槽部に骨溶解がみられる。口蓋側歯肉は陥凹しており、周囲に淡い造影効果が認められる（図2）。
臨床検査所見 白血球数 3,180/μL（好中球69.8％、好塩基球0.3％、好酸球1.3％、リンパ球22.3％）、赤血球：343万/μL、血色素量12.5g/dL、血小板12.0万/μL、CRP 0.31mg/dL、SCC抗原 0.7ng/mL。

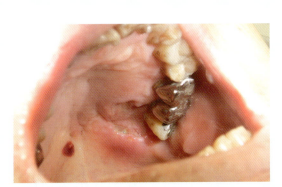

図❶ 初診時の口腔内写真

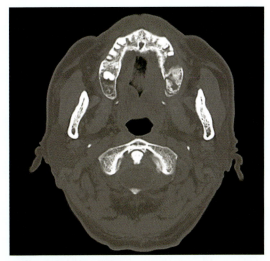

図❷ 初診時のCT像

最も疑われる疾患名は？

❶ 骨吸収抑制薬関連顎骨壊死
❷ 扁平苔癬
❸ EBV陽性皮膚粘膜潰瘍
❹ 歯肉がん

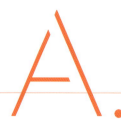

③ EBV陽性皮膚粘膜潰瘍

　免疫抑制時にEBV感染B細胞が再活性化し、増殖するEBV陽性リンパ増殖性疾患（EBV-positive Lymphoproliferative Disorder：EBV-positive LPD)[1]がある。EBV-positive LPDには、メトトレキサート（methotrexate：MTX）により発生するMTX関連リンパ増殖性疾患（MTX-associated lymphoproliferative disorders：MTX-LPD）があるが、そのなかでも予後良好な経過を示す1群として、近年、EBV陽性皮膚粘膜潰瘍（EBV-positive mucocutaneous ulcer：EBVMCU)[2]という1亜型が提唱されるようになった。

　EBVMCUは、加齢や医原性による免疫抑制状態で起こるリンパ増殖性疾患として2010年にDojcinovら[3]により初めて報告され、WHO分類改訂第4版（2017年）において新たに定義された疾患である[2]。口腔粘膜や皮膚、消化管に潰瘍を形成し、EBVが関与する大型細胞の増殖を認める[4]。発症原因はあきらかにされていないが、加齢や医原性に免疫抑制状態となることにより、EBV特異的細胞障害性T細胞（cytotoxic T lymphocyte：CTL）を中心とした免疫低下を生じ、休眠状態のEBV感染B細胞が活性化して増殖性疾患を生じるとされる[5]。

<u>処置および経過</u>：病理組織学的所見（図3）とMTXの投与歴からEBVMCUの診断に至ったため、整形外科処方医へ対診のうえ、7月下旬よりMTXを休薬したところ、1ヵ月後に病変部の潰瘍は完全に消失し、動揺歯は抜歯した（図4）。休薬2年経過した現在、病変部の再発は認めていない。

【参考文献】
1) Kawa K :diagnosis and treatment of Epstein-Barr virus-associated natural killer cell lymphoproliferative disease. Int J Hematol, 78: 24-31, 2003.
2) Steven H, Swerdlow SH, et al: WHO Classification of Tumours of Haematopoietic and Lymphoid tissues. Revised 4th ed. International Agency for Research on Cancer Press, Lyon, 2017: 307-308.
3) Dojcinov SD, Venkataraman G, et al: EBV positive mucocutaneous ulcer-a study of 26 cases associated with various sources of immunosuppression. Am J Surg Pathol, 34: 405-417, 2010.
4) Roberts TK, Chen X, et al: Diagnostic and therapeutic challenges of EBV-positive mucocutaneous ulcer: a case report and systematic review of the literature. Exp Hematol Oncol, 5: 13, 2016.
5) Crowson CS, Matteson EL, et al: The lifetime risk of adult-onset rheumatoid arthritis and other inflammatory autoimmune rheumatic diseases. Arthritis Rheum, 63: 633-639, 2011.

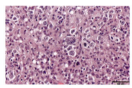
a：HE、大型異型リンパ細胞が増殖

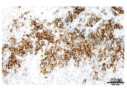
b：CD20、B細胞に発現（成熟につれ染色濃度が上昇）

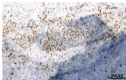
c：PAX5、B細胞に発現（B細胞分化に必須の転写因子）

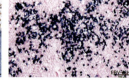
d：EBV-ISH、EBウイルスに感染した細胞に陽性を呈する

図❸　病理組織学的所見

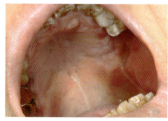
図❹　MTX休薬1ヵ月経過・抜歯後の口腔内写真

長谷剛志
Takashi HASE　　公立能登総合病院　歯科口腔外科　〒926-0816　石川県七尾市藤橋町ア部6-4番地

歯肉の異常

Q.67 インプラント周囲粘膜の異常

患者 84歳、女性
主訴 右下歯肉にできものがある
現病歴 1年以上前より右下臼歯部インプラント周囲歯肉に刺激物摂取時に違和感を感じていた。3ヵ月前より同部に腫瘤性病変を認め、精査加療依頼で当科を紹介され受診となった。
既往歴 腰椎圧迫骨折、骨粗鬆症
現症
口腔外所見 右側顎下に対側と比較して腫大した、母指頭大で可動性のあるリンパ節を数個認めた。
口腔内所見 右下インプラント後方歯肉に、硬結を触れる22×19mmの表面赤色、易出血性の腫瘤を認めた（図1）。
画像所見
パノラマX線写真、CT画像 右下インプラント後方に、下顎管直上に及ぶ皿状の骨吸収像を認めた（図2）。病変の頬側への軟組織進展は、はっきりしなかった（図3）。

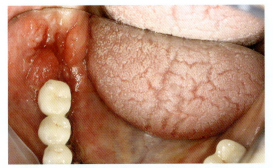

図❶ 初診時の口腔内写真。右下インプラント後方に易出血性の腫瘤を認める

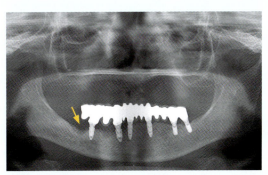

図❷ 初診時のパノラマX線画像。右下インプラント後方に皿状の骨吸収（矢印）を認める

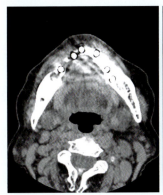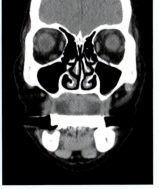

図❸ 初診時のCT画像。骨吸収部周囲軟組織のあきらかな異常は認めなかった

最も疑われる疾患名は？

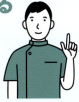

① インプラント周囲炎
② 下顎歯肉癌
③ 薬剤関連顎骨壊死
④ 口腔扁平苔癬

❷ 下顎歯肉癌

A.

本症例では、硬結を有する表面粗造な易出血性病変であることから悪性腫瘍を疑い、組織生検を施行し、扁平上皮癌との病理組織学的診断（図4）を得た。MRI、FDG-PET、頸部超音波検査を行い、右側下顎歯肉癌（cT4aN1M0）と診断し、気管切開術、右側頸部郭清術、右側下顎区域切除術、腓骨皮弁再建術（図5）を施行した。

口腔癌の約90%は口腔粘膜に由来する扁平上皮癌であり[1]、インプラント周囲粘膜もその例外ではない。近年インプラント治療は広く行われており、インプラント埋入を受けた患者数は増加していくことが予想される。

インプラント周囲炎では、歯肉の腫脹・発赤や出血に加え、X線写真にてインプラント周囲の骨吸収が認められるのが一般的である。下顎歯肉癌の進展パターンとして、中～高悪性度のものは骨膜を浸食し、虫食い状に骨に直接浸潤するのに対し、低悪性度のものは腫瘍の増大傾向が緩徐であり、下顎骨に対して皿状の圧迫吸収を示す傾向にある[2]。本症例はインプラント周囲に発赤を伴った腫瘤形成と、パノラマX線写真にてインプラント後方に皿状の骨吸収を認めており、インプラント周囲炎との鑑別が難しい症例であった。また、本症例では既往歴に骨粗鬆症があり、薬剤関連顎骨壊死も鑑別にあげる必要があった。

インプラント周囲炎による慢性炎症や、インプラント表面の腐食や金属イオンの析出が発癌のリスクファクターとなる可能性も考えられている[3,4]が、インプラント埋入が発癌のリスクファクターとなるかはあきらかではない。

今後はインプラント患者の増加によって、インプラント周囲炎の増加が予想される。消炎処置への反応が芳しくない場合や、本症例のように腫瘤形成を認める場合には、悪性腫瘍も念頭におき、口腔外科への紹介も検討してほしい。

【参考文献】
1) 白砂兼光, 古郷幹彦（編）：口腔外科学　第4版. 医歯薬出版, 東京, 2020.
2) 日本口腔腫瘍学会学術委員会「口腔癌取扱い指針」ワーキング・グループ：下顎歯肉癌取扱い指針. 口腔腫瘍, 19（2）：37-124, 2007.
3) Noguchi M, Tsuno H, et al.: Primary peri-implant oral intra-epithelial neoplasia/carcinoma in situ: a case report considering risk factors for carcinogenesis. Int J Implant Dent, 3: 47, 2017.
4) Granados F, Santos-Ruiz L, et al.: Squamous cell carcinoma related with dental implants. A clinical case report. J Clin Exp Dent, 12: e98-102, 2020.

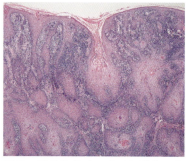
図❹　組織生検時の病理組織像。角化を示す癌細胞が、表層上皮から浸潤増殖している

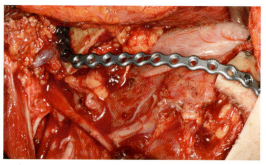
図❺　術中所見。下顎歯肉癌に対して下顎区域切除、頸部郭清、プレート再建を施行。この後、腓骨皮弁で即時再建を行った

宮嵜 亮　助川信太郎
Ryo MIYAZAKI　Shintaro SUKEGAWA　香川大学医学部　歯科口腔外科学講座　〒761-0793　香川県木田郡三木町池戸1750-1

歯肉の異常

Q.68

歯肉の腫瘤病変

患者 66歳、女性
主訴 下顎前歯部歯肉の腫瘤
現病歴 約半年前に2|歯頸部歯肉に小腫瘤を認めたが、症状がないため放置していた。その後、同腫瘤の軽度増大を認めたため、かかりつけ歯科を受診。精査加療のため紹介により当科受診した。
既往歴 関節リウマチ
内服薬 リウマトレックス、フォリアミン、タケキャブ、ロキソニン
現症
口腔外所見 顔貌は左右対称で顎下リンパ節の腫脹、圧痛ともに認めなかった。
口腔内所見 2|歯頸部歯肉に7×5mmの境界明瞭で、弾性硬の腫瘤を認めた。表面は平滑で、赤味がかっていた。腫瘤の圧迫による色調の変化はなかった。2|唇側の歯周ポケットは4mmであった（**図1**）。
デンタルX線写真 2|歯槽骨に水平的骨吸収を認めたが、骨内に異常陰影は認めなかった（**図2**）。

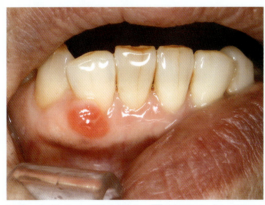

図❶　初診時の口腔内写真。2|歯頸部歯肉に表面は平滑で、やや赤色の腫瘤を認めた

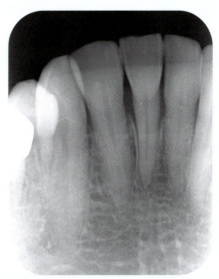

図❷　初診時のデンタルX線写真。2|歯槽骨に水平的骨吸収を認めた

最も疑われる疾患名は？
❶ 血管腫
❷ 周辺性エナメル上皮腫
❸ 薬物性歯肉増殖症
❹ 外骨症

❷ 周辺性エナメル上皮腫

A.

　周辺性エナメル上皮腫は全エナメル上皮腫の約0.2～1％程度の発生頻度を示す稀な歯原性腫瘍である。骨内に発生するエナメル上皮腫と同様の組織学的特徴を有し、歯肉など顎骨から離れた軟組織内に発生したものである（図3）。年齢別発生頻度では中高年で多く、性差では男性が女性の約2倍多いとされる。部位別では下顎小臼歯部から前歯部で多く、次いで下顎大臼歯部、上顎大臼歯部と続く。本腫瘍による骨吸収は、腫瘍が小さい場合にはまったくないか、表層のみの場合が多い。発育は緩慢で無痛性の境界明瞭な外向性増殖を示すことが多く、本腫瘍に特有な所見は乏しい。

　治療は腫瘍自身の浸潤能が低いため、最小限の周囲健常組織を含めた切除である。腫瘍相当部の骨への対処法も、骨表層の一層の削除で十分であるとされる。予後も一般的には良好であるが、再発や遠隔転移した症例も報告されているため、治療にあたっては術前の画像所見や術中所見を参考に適切な対応が求められる。

　今回の症例では表面が赤色を呈していたが、過去には正常粘膜色の症例も報告されている。その場合の臨床診断はエプーリスとされ、切除物の病理組織検査の結果から本腫瘍と診断されることが多い。本腫瘍は稀な疾患であるが、エプーリス様腫瘤を認めた場合には本腫瘍の可能性も考慮しながら診療を進める必要がある。

　軟組織内の血管腫は、暗紫色の弾性軟の病変として認められる。圧迫による陥凹（圧縮性）と色調の退色（退色性）が見られる。時には病変内に血栓や静脈石を認める場合もある。

　薬物性歯肉増殖症は抗てんかん薬のフェニトインやカルシウム拮抗剤、免疫抑制剤のシクロスポリンなどの副作用として口腔衛生不良と重なって生じる。初期の段階では歯間乳頭部が盛り上がり、次第に歯肉全体が肥厚していく。増殖した歯肉は結合織が増殖したものであるため硬く、表面粘膜は正常である。本症例ではリウマトレックスを服用しているが、副作用の口腔症状は口内炎である。口内炎を認めた場合には処方医と相談が必要となる。

　外骨症は境界明瞭な骨様硬の腫瘤で、被覆表面粘膜は正常である。緩慢に発育した局所的な骨の増生で、口蓋正中部の口蓋隆起や下顎舌側の下顎隆起が代表的なものであるが、唇側あるいは頰側の歯槽骨に小さな骨瘤として形成されるものもある。

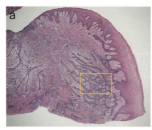
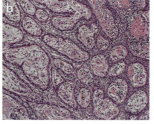

図❸　病理組織像。索状に rate ridge の延長を示す上皮が見られ、基底側の棚状配列を示す上皮には星状または紡錘状の細胞が認められた（b は a の□部の拡大像）

窪田泰孝
Yasutaka KUBOTA　　国家公務員共済組合連合会　佐世保共済病院　歯科口腔外科　〒587-8575　長崎県佐世保市島地町10-17

舌の発赤、びらん

Q.69 舌の異常

患者	34歳、女性
主訴	舌の左側が赤い
既往歴	5歳時に血管性紫斑病
家族歴	父親が膵臓がんにて死亡
生活歴	飲酒；なし、喫煙；なし

現病歴 201X年10月ごろより、左側舌縁に発赤を自覚し、時折接触痛が認められていた。翌年2月ごろに芸能人の舌がんの報道を見て不安になり、近医歯科を受診した。左側舌側縁に発赤と直径5mm程度のびらんが認められたため、同院歯科医師が接触する6|の咬頭を研磨して2週間経過観察を行った。しかし、発赤、びらんの改善が認められなかったため、同日、精査目的に群馬大学医学部附属病院歯科口腔・顎顔面外科を紹介受診した。

現症 体格は小柄であった。倦怠感、熱発など、全身的特記事項は認められなかった。口腔内は左側舌縁に5mm程度のびらんを伴う直径約10mmの赤色病変が限局して認められた（図1）。周囲に硬結は存在しなかった。領域リンパ節の腫大などの異常所見は認められなかった。

初診時血液検査 末梢血、生化学、腫瘍マーカーのいずれも、異常値は認められなかった。

画像所見 生検の同日、舌エコーおよび各種画像を撮影した。舌エコーでは進達度は2.1mmであった。造影MRI（T1/Gd-MRI）では4×16×6mmの高信号を呈する腫瘍性病変が描出された（図2）。また、造影CTでは転移を疑うリンパ節は描出されなかった。FDG-PETでは舌病変に一致した部位にSUVmax：3.2の淡い集積が認められるのみであった。

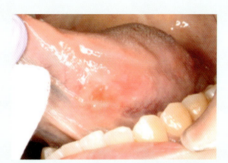

図❶　初診時の舌所見

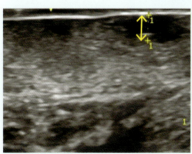
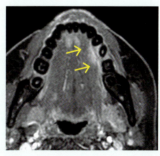

図❷　画像所見
a：エコー像。矢印：深達度2.1mm
b：造影MRI（T1/Gd-MRI）。矢印：造影された病変

最も疑われる疾患名は？

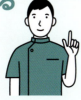

❶ 舌扁平苔癬
❷ 舌癌
❸ 自己免疫疾患
❹ ウイルス感染

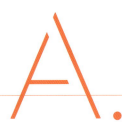

② 舌癌

病理組織診断：舌扁平上皮癌（低分化型、浸潤様式：INFc・budding score：12）（図3）。

治療方針および経過：左側舌扁平上皮癌（cT1N0M0）の診断のもとに、群馬大学病院口腔がん治療プロトコールに従って治療を行った。組織学的に高悪性型であったため安全域を15mmに設定し、予防的頸部郭清術を施行した。T1ではあるが、本患者は舌が絶対的に小さく、舌可動部半側の欠損となったため、遊離前腕皮弁で再建した（図4）。切除断端は陰性であったが、左側頸部level IAにリンパ節転移が認められた。病理学的最終診断がpT1N1M0であった。

【解説：病態生理からみた口腔粘膜視診法】

　口腔粘膜上皮のturn overは平均2週間であるため、この間に治癒傾向の機転を辿らなければ、分化勾配の破綻を考慮する。分化勾配の破綻で最も重要な状態が上皮性異形成、そして、それが進展した口腔癌である。2週間経過しても治癒傾向を示さない場合は、早急に専門施設への紹介が必要である。口腔粘膜の正常色は、"薄いピンク色"である。これは、上皮下組織の血管内血液が透けて見えるためである。白色病変では、上皮が肥厚（分化亢進）することで、上皮下組織の血管が見えにくくなるために白色を呈する。赤（紅）色病変では、上皮の萎縮、上皮下組織の炎症反応が血液循環を亢進させ、血液の色が強く反映されることで赤く見える。上皮の萎縮、角化機能の抑制は分化勾配の破綻であり、さらに炎症性反応、生体防御反応の亢進などの併発を考慮すると、白色病変よりも赤（紅）色病変のほうがより病状が悪いことがうかがえる。口腔粘膜の白・紅色病変を病理組織学的に検討すると、(1)単なる上皮の肥厚性変化、(2)5年以内に癌になる上皮性異形成、(3)6ヵ月以内に癌になる上皮性異形成、(4)すでに上皮内癌であるものの4種類に分類される。これら4病変は視診では区別がつかず、細胞診では判断できない。必ず生検を行い、切除の必要性、経過観察や終診の可否判断が必須である。根拠のない安易な診断、とくに根拠のない経過観察で初期病変を進展病変にしてはならない。がん化する口腔白・紅色病変は約16〜20%である。

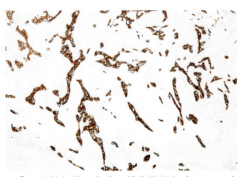

図❸　生検組織の免役組織化学染色（ケラチン）。腫瘍細胞が索状ないしは個細胞性に筋層にまで浸潤している

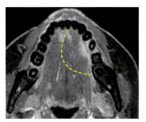

a：舌の切除範囲（安全域15mm）

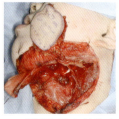

b：腫瘍切除と前腕皮弁移植

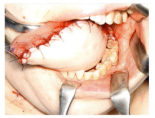

c：手術終了時

図❹　手術所見

横尾 聡　Satoshi YOKOO　小川 将　Masaru OGAWA　栗原 淳　Jun KURIHARA　群馬大学大学院医学系研究科　口腔顎顔面外科学講座・形成外科学講座
〒371-8511　群馬県前橋市昭和町3-39-22

舌の異常

Q.70 舌の膨隆

患者 72歳、男性
主訴 舌右側の膨隆
既往歴 外傷性頸椎損傷、膀胱がん
家族歴 特記事項なし
現病歴 約半年前から舌右側寄りに膨隆を自覚。症状はないためそのまま放置していたが、徐々に増大傾向にあり、摂食、発音に困難を生じたため近歯科医院を受診し、精査・加療目的に当科を紹介され来院。

現症 舌右側寄りに直径約25mm、球形、弾性軟、粘膜正常色、舌下部まで膨隆した腫瘤を認めた（図1）。圧痛、自発痛は認めなかったが、腫瘤による摂食障害、発音障害を認めた。
血液検査 特記事項なし
画像検査 MRIにて舌右側の筋層内を主体に分葉状、境界明瞭なT2高信号の腫瘤（図2）を認めた。内部は不均一であるが、出血、壊死は認めなかった。

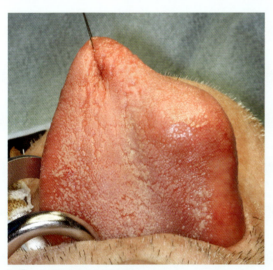

図❶ 初診時の口腔内写真

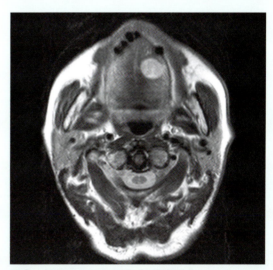

図❷ 初診時のMRI画像（T2強調像）

最も疑われる疾患名は？

❶ 神経鞘腫
❷ 線維腫
❸ 粘液腫
❹ 脂肪腫

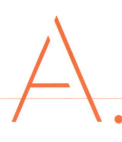

① 神経鞘腫

神経鞘腫は、神経鞘のSchwann細胞に由来する良性腫瘍である。

臨床所見：舌、頬粘膜および口底などの軟組織に好発し、弾性軟の腫瘤として認められる。一般的には被膜に覆われ充実性であるが、嚢胞状を呈することもある。

画像所見：稀に顎骨中心性に発生することもあり、単房性あるいは多房性の境界明瞭なX線透過像を示す。下顎管の拡大を伴うこともある。

軟組織に発生した場合には、MRIでT1強調像では低信号、T2強調像では高信号を呈する境界明瞭な病変として観察される。

病理所見：紡錘形の腫瘍細胞が束状に増殖し、腫瘍細胞の核が柵状に配列（palisading pattern）するAntoni A型と、粘液変性や嚢胞形成などがみられるAntoni B型に分類される。臨床的には両者が混在している症例が多い。

治療：被膜を有しているため、周囲組織との剥離も容易で、摘出術が選択されることがほとんどである。

処置および経過：全身麻酔下にて腫瘍摘出術を施行。腫瘍は舌表層直下にあり、境界は明瞭で、周囲組織との癒着はなく、剥離は容易であった（図3、4）。

病理組織検査：境界明瞭な線維性被膜で囲まれた腫瘍で、紡錘形の腫瘍細胞の増生が見られ、柵状配列および粘液変性を伴っていた（図5a、b）。

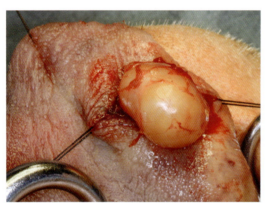

図❸　術中写真

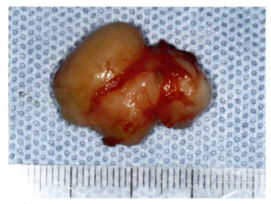

図❹　摘出物

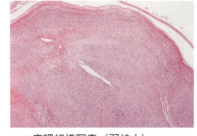

a：病理組織写真（弱拡大）

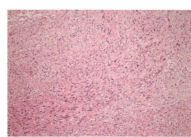

b：病理組織写真（強拡大）

図❺　神経鞘腫、病理組織写真。比較的境界明瞭な線維性被膜で被覆された腫瘍（a）で、紡錘形の腫瘍細胞の増生が認められ、いわゆるpalisading pattern（Antoni A型）および粘液変性を伴っている（b）。あきらかな壊死や核分裂像は認めない

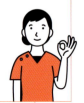

佐々木 岳　　小笠原健文
Gaku SASAKI　　Takefumi OGASAWARA　　町田市民病院　歯科・歯科口腔外科　〒194-0023　東京都町田市旭町2-15-41

舌の異常

Q.71 右側舌縁部のびらん

患者 58歳、女性
主訴 左舌縁部の発赤
既往歴 18年前に悪性リンパ腫で胃、膵の全摘出術を受けた。術後経過は良好。現在、服薬なし。
現病歴 いつのころからか右の舌面に赤みが出て、ときどきしみるようになったので、精査を希望し当科を受診。同部を嚙んだことはなかった。

現症 右側舌縁を中心に、比較的境界明瞭な2×3cm大のびらんを伴った発赤を認めた。表面はほぼ平坦で所々に白斑を伴い、接触痛は軽度あるも、出血や硬結、辺縁の隆起は認めなかった（図1）。顎下リンパ節を触知するも、腫大、圧痛はなかった。
血液検査所見 とくに異常所見を認めなかった。

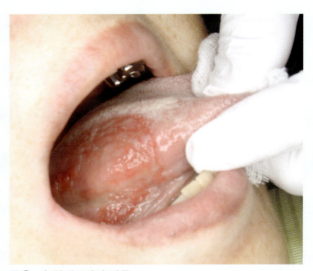

図❶　初診時の病変所見

最も疑われる疾患名は？

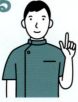

① 扁平苔癬
② 紅板症
③ MTX関連リンパ増殖性疾患
④ 多形滲出性紅斑

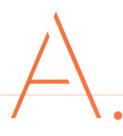

❷ 紅板症

A.

経過：初診時に生検を行った。結果は高度異型上皮で、上皮下に顕著な炎症性細胞浸潤がみられるとのことであった。軟膏塗布や歯による擦過を回避するため、口腔内装置を装着し経過を観察した。2ヵ月経過後、あきらかな病変の拡大はないものの一部が肉芽様に変化してきたため、全摘出術を実施した。安全域を5～7mmとし、筋層を含め切除した。創面はネオベール®とフィブリン糊で被覆した。術後病理組織検査で、一部に浸潤がんがみられた（図2）。

術後経過は良好であったが、1年後に咽頭側粘膜に新たに紅斑が出現した（図3）。再度、摘出術を実施し、その後は再発なく経過良好である。

解説：紅板症は口腔領域では稀であるが、前がん病変として白板症より注意を要する病変とされている。臨床所見では、鮮紅色を呈するビロード状表面を有し、自覚症状に乏しく硬結は触知しない。肉眼所見で均一型、白斑混在型、顆粒状（肉芽）型の3つに分類されており、肉芽型は悪性化しやすいといわれているが確かではない。発見時にはすでに病理組織学的に上皮内がんや初期浸潤がんの像を呈しているとの報告もある。がんが病理組織検査で認められた場合は、紅板症とはいわないとの狭義の解釈もあるが定かではない。

本症例では、初回の生検時には異型上皮との診断であったが、全摘出術時の病理診断では一部に浸潤がんがみられた。切除辺縁の一部に異型上皮の残存がみられ、1年後の再発はこの部から発生している可能性が示唆された。このような経過から、紅板症を発症したら早期に全摘出術を行うことが望ましいと考えられる。

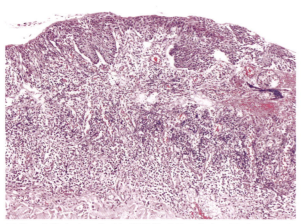

図❷　全摘出時の病理組織学的所見。高度の異型を示す上皮の一部に基底層が不鮮明になり、深層に増殖するがん細胞がみられる。上皮下には多数の炎症性細胞浸潤がみられる

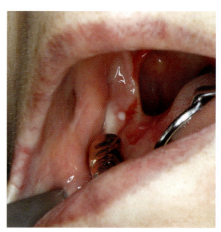

図❸　再発時の所見。初回摘出時の病変より後方の舌根から咽頭弓にかけて紅板症がみられる

水谷英樹
Hideki MIZUTANI　　成田記念病院　歯科口腔外科　〒441-8029　愛知県豊橋市羽根井本町134番地

舌の異常

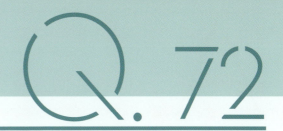

舌縁部の白色病変

患者 47歳、女性
当科初診 2021年1月
主訴 左側舌縁の白斑
現病歴 2020年12月、かかりつけ歯科を定期受診した。その際に左側舌縁部に白色病変を指摘され、精査目的に当科紹介来院となった。
家族歴 特記事項なし
既往歴 不整脈、咳喘息
薬物アレルギー 特記事項なし
食物アレルギー 青魚
飲酒歴 機会飲酒程度
喫煙歴 なし
現症 **全身所見** 身長156cm、体重50kg。体格中等度。栄養状態良好。
口腔外所見 両側頸部に腫大リンパ節などの異常所見なし。
口腔内所見 左側舌縁やや後方に、10×3mmの範囲で一部小隆起を伴った不規則な線状の白斑を認めた（図1、2）。また、左側頰粘膜に歯圧痕を認めたが、それ以外には異常所見は認めなかった。左側舌縁、左側頰粘膜に自覚症状は認めなかった。左側上下犬歯に著明な咬耗を認めた。
　右側に関しては、右側舌縁に特記すべき異常所見は認められず、右側頰粘膜も左側と同様に歯圧痕を認めた以外は異常所見を認めなかった。

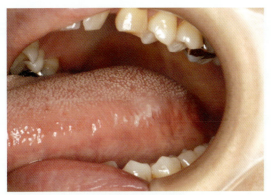
図❶　初診時の口腔内写真（舌左側）

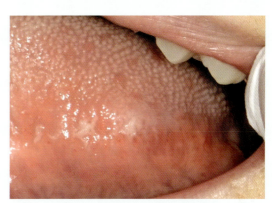
図❷　初診時の口腔内写真（舌左側拡大）

最も疑われる疾患名は？

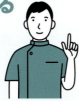

① 白板症
② 肥厚性カンジダ症
③ 白色海綿状母斑
④ 扁平苔癬

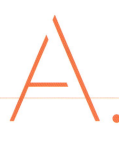

❸ 白色海綿状母斑

診断と経過：口腔内細菌検査の結果、口腔内常在菌の増加を認めたが、カンジダなどの真菌は検出されなかった。

白板症などの粘膜疾患を疑い、生検術を施行し、白色海綿状母斑の病理組織学的診断を得た。以降、定期的な経過観察を継続しているが、現時点では母斑の拡大や自覚症状の出現は認めていない。

症例のポイント：白色海綿状母斑（White Sponge Nevus：WSN）は、おもに口腔、鼻腔、膣などの粘膜に生じる白色病変であり、粘膜が浮腫状、スポンジ状を呈する疾患である。

病理組織学的所見としては、粘膜上皮の過形成による肥厚や錯角化、有棘細胞層の膨化、空胞化による網目状構造を認めるが、一方で基底細胞層には変化を認めないことが特徴である（図3）。

WSN発症の原因は、咬癖や喫煙、ヘルペスウイルスやHPV、細菌感染によるものが代表的とされてきたが、近年はサイトケラチン遺伝子の変異による角化異常も原因であると考えられている。家族性に発症する常染色体優性遺伝の性質も以前から報告されており、家族に同様の所見が認められるか聴取することで確認できるが、本症例のように、孤発性に発症する場合もある。家族性あるいは非家族性WSNに関して比較を行った報告において、免疫組織学的に両者におけるケラチン各種の染色性に違いを認めたことから、遺伝性の有無で、WSN発症の原因が異なる可能性も示唆されている。本症例では、頬粘膜に歯圧痕を認めたため、舌に対する歯による機械的刺激がおもな原因ではないかと考えられた。

WSNの治療法は、角化亢進抑制の効果をもつエチレナートの使用や、マクロライドやペニシリンなどの抗菌薬内服、テトラサイクリンなどによる含嗽といった薬物療法の報告が、国内外で多くなされている。しかし、海外では1歳半児といった乳児でのWSN報告例も存在し、わが国でも乳幼児や若年層の報告例も多いため、催奇形性があるエチレナートの投与や、抗菌薬の長期あるいは頻回の処方は、耐性菌出現の観点から避けることが望ましいと考えられる。

WSNは無症状で経過することが多いが、消失する場合、軽快・再燃を繰り返す場合などさまざまである。そのため、定期的に経過観察を行いながら、症状発現時に対症療法を行っていくこととなる。しかしながら、ごく稀に悪性に転じた症例の報告も存在することから、白板症や口腔扁平苔癬などの口腔粘膜疾患と同様に注意を要する疾患である。

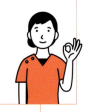

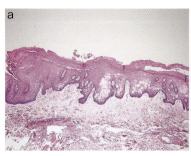
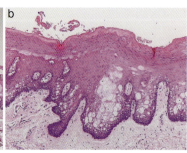

図❸　病理組織学的所見
a：弱拡大。粘膜上皮の過形成が認められる
b：強拡大。中央から右方にかけて有棘細胞層の膨化、空胞化による網目状構造を認める

中谷佑哉　Yuya NAKATANI　戸谷收二　Shuji TOYA　日本歯科大学新潟病院　口腔外科　〒951-8580　新潟県新潟市中央区浜浦町1-8

Q.73 舌のぴりぴり感

舌の異常

患者 44歳、女性
主訴 舌のぴりぴり感
現病歴 4ヵ月前から舌尖が温冷食品に敏感になった。少しずつ範囲が広がり、左下唇から頬表面や舌がスースーするようになった。1ヵ月前から舌がぴりぴりして痺れたような感覚があるため、精査を希望し当科を受診した。
既往歴 IgA腎症、29歳時に扁桃摘出パルス治療、鉄欠乏性貧血内服治療後。
家族歴、生活歴 とくになし
現症 体格中等度、栄養状態良好。舌背には白色舌苔を認めるが、びらんや潰瘍、硬結、白斑などはなし（図1）。漿液性の唾液流出は良好で、乾燥所見を認めず。舌尖部のチクチク・ぴりぴり感の強度はNRS 3/10で、夕方以降に強くなる傾向があった。味覚異常やアロディニアはなく、家庭内や職場でとくにストレス要因はなかった。
臨床検査所見 WBC 6,480/μL、RBC 456万/μL、Hgb 12.2g/dL、PLT 23.9万/μL。生化学検査 BUN22 mg/dL、CRE 1.50 mg/dL、eGFR 31.3と中等度の腎障害を認めた。
　舌背部、頬粘膜からの綿棒擦過によるカンジダ培養検査を行ったが陰性であった。
診断 舌痛症
経過 舌に重大な器質的異常はみられないことを説明のうえ、アズレン含嗽剤と漢方薬（立効散®）を処方し、経過観察を行うこととした。
　2週間後、ぴりぴり感は軽減したが左舌縁部から舌尖部の感覚の痺れ感が強くなり、洗顔時に左顔面が冷たさを感じにくいという訴えがあった。

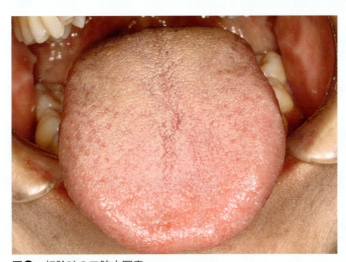

図❶　初診時の口腔内写真

最も疑われる疾患名は?
① 舌痛症
② 三叉神経痛
③ 脳腫瘍
④ 非定型顔面痛

③ 脳腫瘍

A.

　12脳神経スクリーニングを行ったところ、三叉神経第2枝（上顎神経）、内耳神経、舌咽神経に障害を認めた（表1）。中枢神経の異常が示唆されたためMRIを撮影し、左小脳橋角部から内耳道に顔面神経と内耳神経を含む27×20mmの腫瘤を認め、三叉神経基部を圧迫していた（図2a）。

　脳腫瘍を疑いただちに脳神経外科を紹介したところ、聴神経腫瘍の診断のもと手術となった。術後左頬部の違和感は軽快し、舌縁部の知覚異常も減少した（図2b）。病理所見は神経鞘腫であった。

　口腔顔面領域の痛みは、歯原性・非歯原性歯痛、筋・筋膜性疼痛、三叉神経痛、口腔灼熱症候群（舌痛症）など非常に多彩である。あきらかな歯科所見を欠き、診断に苦慮することも多い。なかでも脳腫瘍や多発性硬化症などの中枢神経疾患や、顎顔面領域の悪性腫瘍による痛みや違和感は、「Red flags（見逃してはならない危険な所見・兆候）」と称され、生命予後にかかわる可能性があるため、急ぎ専門医への紹介が必要である。

　今回、口腔内に器質的異常を認めず、舌尖から舌縁部のぴりぴり感が夕方以降に強くなるため、舌痛症と考え治療を開始した。しかし、三叉神経の知覚鈍麻、三叉および舌咽神経の異常感覚、内耳神経障害などが合併し、中枢神経疾患が疑われたためMRIを撮影したところ、脳腫瘍が検出された。

　患者の訴えに「感覚異常や運動麻痺がある、頭痛を伴う、典型的でない」など「何となく通常と違う感じ」があれば、Red flagsを念頭に12脳神経スクリーニングを行うとよい。とくに器具を必要とせず、数分でできる簡便な検査なので、日本口腔顔面痛学会の講習会などで身につけておくことが望ましい。

表❶　12脳神経スクリーニング検査の結果

脳神経	所見
Ⅰ（嗅）	嗅覚異常なし
Ⅱ（視）	視覚異常なし
Ⅲ（動眼）Ⅳ（滑車）Ⅵ（外転）	眼球運動、対光反射、視野狭窄、複視等なし
Ⅴ（三叉）	左頬部の知覚低下（膜が張ったような感じ）、舌縁部のぴりぴり感、冷温刺激への敏感さあり
Ⅶ（顔面）	前額しわ寄せ、閉眼、口唇運動障害なし
Ⅷ（内耳）	左聴覚低下
Ⅸ（舌咽）	舌後縁のぴりぴり感あり
Ⅹ（迷走）Ⅻ（舌下）	舌の萎縮・偏位、軟口蓋の運動障害なし
Ⅺ（副）	首の旋回・肩の挙上障害なし

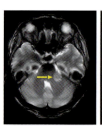
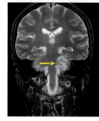
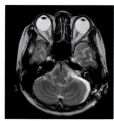

a：小脳橋角部から内耳道に27×20mmの腫瘤を認め、Ⅶ、Ⅷを含む。Ⅴ基部を圧迫し、下方はⅨ〜Ⅻに接する

b：術後のMRI

図❷　頭部MRI

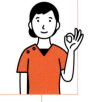

中松耕治
Koji NAKAMATSU　　飯塚病院　歯科口腔外科　〒820-8505　福岡県飯塚市芳雄町3-83

Q.74 舌下の腫瘤

患者 33歳、男性
主訴 舌の下にできものがある
既往歴 過敏性腸症候群
家族歴 特記事項なし
現病歴 数年前から右側舌下の白色腫瘤に気づいていた。痛みや出血はないが、徐々に増大している気がする。約8年前、右側舌下部にがま腫を認め摘出を行った。術後同部に、とくに異常は感じなかった。精査希望で当科へ来院した。
現症
全身所見 体格中等度、栄養状態良好
口腔内所見 右側舌下粘膜に直径約5mmの半球状、無痛性の腫瘤を認めた（図1）。腫瘤に波動は触知せず、弾性軟で触診では硬結をほぼ触知しない。また、舌をまっすぐに突出させると腫瘤は消失し、上方へ舌を持ち上げるか、舌背部より強く押し出さないと視認できなかった。
血液検査所見 赤血球 580×10^4/μL、白血球 43.6×10^2/μL、血小板 24.3×10^4/μL、ヘモグロビン 16.3g/dL、AST 22IU/L、ALT 16IU/L、尿素窒素 15.2mg/dL、クレアチニン 0.58mg/dL、T-AMY 79IU/L、CRP 0.01mg/dL
パノラマX線写真 顎下から口腔内の範囲で、不透過像はとくに認めなかった（図2）。

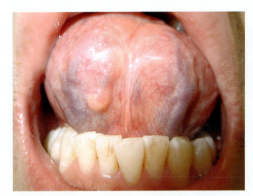

図❶ 初診時の舌下腫瘤

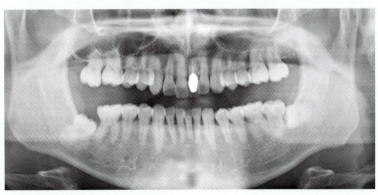

図❷ 初診時のパノラマX線写真

最も疑われる疾患名は？

① 脂肪腫
② 外傷性神経腫
③ 粘液囊胞
④ 異所性脂腺

② 外傷性神経腫

外傷性神経腫は、外傷や手術により神経切断部に神経細胞が過剰再生したものであり、組織学的には軸索、シュワン細胞神経周囲線維芽細胞などの成分をもった神経線維束からなり、間に結合組織が増殖する過形成病変である。外科領域では胆嚢摘出後の胆管吻合部、整形外科領域では骨折や肘関節離断後、皮膚科領域では植皮部や手指などでの報告が散見されるが、口腔領域での報告例は比較的稀である。

本疾患の特徴として、以下の4点が挙げられる。
①疼痛が外科的処置と関連して発現する
②疼痛は、神経原性の特徴として刺すような灼熱性の非典型的神経痛症状または知覚麻痺性である
③腫瘤局所を圧迫すると疼痛が増悪する
④局所麻酔薬の有痛域への使用により疼痛が消失する

しかしながら、自験例では上記の特徴とは異なり、疼痛や神経症状を伴っていなかった。無痛性外傷性神経腫の報告例も数例あることより、手術や外傷の既往と腫瘤形成部が一致する際には本疾患も考慮すべきである。

自験例においては、8年前のがま腫摘出が原因である可能性が示唆される。病理組織診断では、周膜に被包される中小の神経線維束片が、線維性結合組織の介在を伴って不規則に交錯して多数集簇し、全体として周囲との境界が比較的明瞭な結節を形成していることが認められたとの所見より、外傷性神経腫との診断を得ている（図3）。

治療に関しては、病変部に連続した神経束をできるだけ腫瘤から中枢側で鋭利に切断・摘出するとされ、再発は比較的稀とされている。

口腔領域の末梢神経系の腫瘍は、本症例以外に神経鞘腫や神経線維腫があるが、これら末梢神経系腫瘍の摘出に際しては、術後の神経麻痺に関しても留意が必要である。

自験例では、術後患側舌先部に麻痺を認めたが、神経賦活療法にて改善を認め、その後麻痺および腫瘤再発などは認めていない。

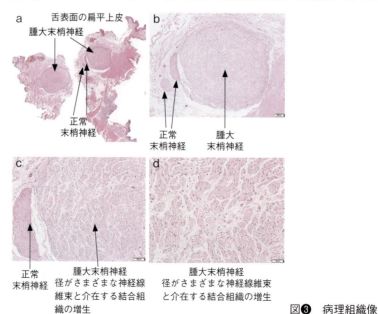

図❸ 病理組織像

桑原 徹
Toru KUWAHARA　　JA新潟上越総合病院　歯科口腔外科　〒943-8507　新潟県上越市大道福田616

舌の異常

Q.75 舌尖部下面の腫瘤

患者 78歳、男性
主訴 舌尖部下面の腫瘤
既往歴 悪性リンパ腫、脳梗塞、高血圧症、脂質異常症
家族歴 特記事項なし
現病歴 初診1ヵ月前に舌尖部下面に腫瘤を自覚した。自発痛や接触痛はなく様子をみていたが改善しないため近歯科医を受診し、精査目的で当科を紹介受診した。自覚して以後はサイズに変化はないという。
現症 **口腔外所見** 体格中等度。顎下・頸部リンパ節の腫大は認めなかった。
口腔内所見 舌尖部下面左側の粘膜下に、径15mmのドーム状隆起性腫瘤を認めた。境界明瞭で表面粘膜は平滑、おおむね弾性硬で一部に発赤と波動感を認め、腫瘤基部は可動性であった（図1）。
画像所見 MRI検査にて粘膜と固有舌筋層の中間に境界明瞭な球形病変を認め、T1強調像で低信号、T2強調像でやや不均一な高信号を呈していた（図2）。
血液検査所見 末梢血液像 基準値内、LD 225 U/L、sIL-2R 338 U/mL

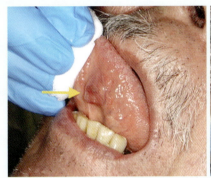
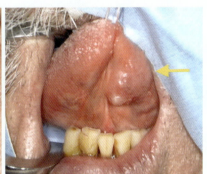

図❶ 初診時と術前の口腔内写真

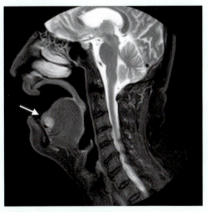

図❷ MRI、T2強調像

最も疑われる疾患名は？

① 粘液嚢胞（Blandin-Nuhn 嚢胞）
② 悪性リンパ腫
③ 神経鞘腫
④ 唾液腺腫瘍

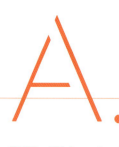

④ 唾液腺腫瘍

診断の要点：舌には前舌腺・側方のEbner腺・後舌腺の3群の小唾液腺が存在する。舌尖部下面に発生する病変としては、前舌腺に由来するBlandin-Nuhn嚢胞が代表的であるが、基本的診査のみでも鑑別は容易である。

　本症例のように粘膜下に存在する腫瘤であれば、神経や筋に由来する間葉系腫瘍、または部位的に極めて稀であるが節外性悪性リンパ腫、あるいは前舌腺に由来する唾液腺腫瘍が鑑別疾患となる。腫瘤基部に、可動性がありMRI像において腫瘤が粘膜と筋層の中間に存在していたことから、唾液腺腫瘍を第一に疑った。唾液腺腫瘍のなかで小唾液腺原発は1〜2割程度であり、部位的には口蓋、頬粘膜、口唇が大半を占め、舌は稀とされる。また、そのほとんどは後舌腺由来で前舌腺原発は非常に稀である[1,2]。舌に発生する唾液腺腫瘍の9割が悪性であるが、前舌腺に限れば6割程度との報告[3]があり、見極めが困難な部位である。わが国では前舌腺原発の悪性腫瘍として、腺様嚢胞癌が4例、粘表皮癌が6例、腺癌が1例報告されている[1]。組織学的診断に関しては、細胞診はもとより、生検を施行しても組織型の確定に至らないこともしばしばあるため、要否については意見が分かれる。

処置および経過：臨床所見と画像検査から、低悪性度唾液腺腫瘍を想定し安全域を設けた舌部分切除術を施行した。摘出物内部に、粘液が貯留した嚢胞形成を認めた（**図3**）。病理組織学的診断は粘表皮癌で、Goodeらの分類では2点で低悪性度と評価された（**図4**）。組織学的に治癒切除で、現在術後2年が経過し再発転移を認めず、経過良好である。過去に報告されている前舌腺原発粘表皮癌6例中5例は低悪性度であるが、初診時に所属リンパ節に転移を認めていたケースもある[1,4]。また、発生初期においては、内部に粘液貯留を伴ってBlandin-Nuhn嚢胞に似た腫瘤を形成することがあるとの報告[4]もあるため、注意が必要である。

【参考文献】
1）三上俊彦，他：前舌腺に発生した腺癌NOSの1例．日口外誌，66：553-558，2020．
2）柴田章夫，他：前舌腺由来と考えられた腺様嚢胞癌の1例．口腔腫瘍，28：15-19，2016．
3）Goldblatt LI, et al.: Salivary gland tumors of the tongue. Analysis of 55 new cases and review of the literature. Cancer, 60: 74-81, 1987.
4）宮本亮三，他：前舌腺に生じた粘表皮癌の1例．日口外誌，54：34-38，2005．

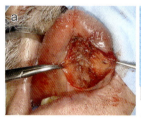
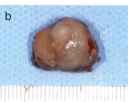
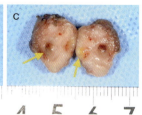
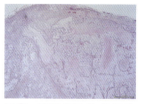

図❸　術中写真（a）と摘出物（b）。cは割面、矢印：嚢胞形成

図❹　病理組織像（HE染色）、スケールバー500μm

末松基生
Motoo SUEMATSU　　明和病院　歯科口腔外科　〒663-8186　兵庫県西宮市上鳴尾町4-31

その他

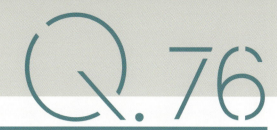

原因不明の「いつもと違う」痛み

患者 62歳、女性
主訴 右側下顎歯肉の疼痛
既往歴 高血圧症、B型肝炎、脂質異常症、白内障、特発性難聴、変形性膝関節症、耳鳴り
家族歴 B型肝炎（娘）
現病歴 初診4ヵ月前より、右側下顎歯肉の疼痛を自覚するようになった。疼痛が持続したため、かかりつけ歯科医院を受診したが、口腔内に異常な所見は認められなかった。原因精査および加療を目的に、当科紹介となった。

現症 顔貌左右対称。右側オトガイ孔部に、圧痛と右側下唇部の間欠的なしびれと知覚鈍麻を認めた。は欠損（数年前に抜歯済み）。右側下顎臼歯部に、歯の打診痛や動揺などは認めなかった。
臨床検査所見 特記事項なし
画像検査所見 パノラマX線写真（**図1**）で、右下顎臼歯部に根尖病巣や歯周炎の所見は認めなかった。CT画像（**図2**）でも、頭頸部に異常陰影は認めなかった。

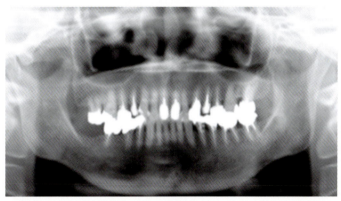

図❶ パノラマX線写真。疼痛の原因となりそうな異常所見は認めない

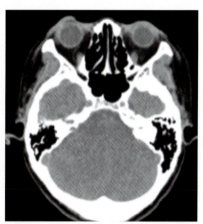

図❷ CT画像。頭頸部領域に、疼痛の原因となりそうな病変は描出されていない

最も疑われる疾患名は？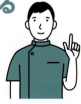

① 神経障害性疼痛（抜歯後後遺症）
② 症候性三叉神経痛
③ 歯科心身症

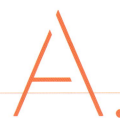

❷ 症候性三叉神経痛

　本症例で痛みが出現する部分は、右下顎臼歯部の舌側歯肉であった。7̅が抜歯されていたことから、同部の外傷後の神経障害性疼痛も疑われたが、抜歯から数年が経過した後に痛みが発症していることから、否定的であった。口腔内外の診査およびX線検査（図1）、CT検査（図2）では痛みの原因と考えられる異常所見はなく、特発性三叉神経痛の臨床診断のもと、三叉神経痛の治療薬であるcarbamazepine（テグレトール®）の投与を行った。投薬にて疼痛は軽減したが、典型的な特発性三叉神経痛の症状ではなく、たまに下唇がしびれるような感じがあるとの訴えや、さらによく聞いてみるとずっと耳鳴りが続いているとの訴えがあった。そこで、念のためMRIを撮影してみると、脳内に腫瘍性病変が見つかった（図3）。脳神経外科に精査を依頼したところ、診断は聴神経腫瘍（神経鞘腫）で、この腫瘍が三叉神経を圧迫し、痛みが生じていると考えられた。その後、同科で腫瘍摘出術を行い、疼痛は消失した。

　歯科にはおもに歯の痛みを訴える患者が受診するが、その原因が必ずしも訴えのある歯や歯肉に一致しないことがしばしば見受けられる。たとえば、急性の鼻性上顎洞炎の場合には、上顎の同側の歯に痛みが出現することがあり歯科を受診するが、口腔内診査ではとくに異常がみられないことがある。また、「痛みの訴えが強いため、やむを得ず抜髄を行ったが、痛みは改善しなかった」というケースもみられる。

　当科にはしばしば、歯や口腔内に異常を認めない患者が、原因精査のために紹介来院する。ほとんどの患者は、特発性三叉神経痛や歯科心身症と診断され、投薬などで症状が改善する。しかし稀に、「いつもと違う」疼痛や症状を訴えるときには別の疾患であることもあり、注意を要する。

　今回の症例は、「いつもと違う」疼痛の表現として、「間欠的なしびれ」、「知覚鈍麻」があった。「いつもと違う」と感じた患者には、今回の症例のような病変が隠れていることがある。三叉神経痛と診断された患者の4.7〜20.0％に脳腫瘍が発見されたとの報告があり、頻度は決して低くない。また、CT検査で確定診断できた症例は51％にとどまるとも報告されており、専門的な検査が必要な場合がある。気になったときには、専門医による精査を勧めてみるほうがよいかもしれない。

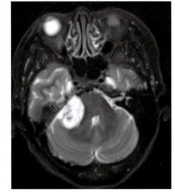

図❸
MRI画像では頭蓋内の腫瘍がはっきりとわかる。MRIを撮影しなければ、まったく気づかなかったと思われる

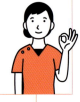

栗田　浩[1]　中西義崇[2]
Hiroshi KURITA　Yoshitaka NAKANISHI

1）信州大学医学部附属病院　特殊歯科・口腔外科　〒390-0802　長野県松本市旭3-1-1
2）浅間南麓こもろ医療センター　歯科・口腔外科　〒384-0025　長野県小諸市相生町3-3-21

その他

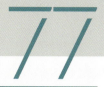

続発する点状出血・血腫

患者 75歳、男性
初診 20××年8月
主訴 口腔内出血
現病歴 20××年7月ごろから口腔内からの出血を自覚し、かかりつけ歯科医院を受診。歯周炎とのことで歯周基本治療を行ったものの、症状が改善しないため、当科を紹介受診した。当科受診10日ほど前から食欲不振、全身倦怠感が増強していた。
既往歴 特記事項なし
家族歴 特記事項なし
現症　全身所見 顔貌は左右対称、体幹部四肢に点状出血、紫斑を認めた。
口腔内所見 初診時、口唇粘膜、頬粘膜、歯肉に点状出血ならびに血腫を認めた（図1〜3）。
検査所見 血液検査では、血小板数は1,000/μLと著明な減少を認めた。白血球数は正常で、やや貧血を認めるものの、凝固能は正常で、D-dimerの上昇もなかった。骨髄検査にて骨髄巨核球数は正常であった（表1）。

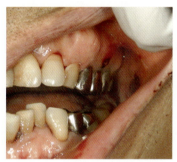
図❶　左側上顎歯肉からの出血を認める

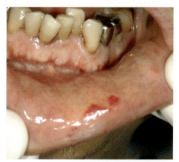
図❷　左側下口唇粘膜に血腫を認める

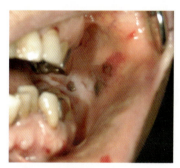
図❸　左側頬粘膜に点状出血ならびに血腫を認める

表❶　検査データ

WBC	44 × 100/μL	D-dimer	1.8 μg/mL	Alb	3.6 g/dL	HCV抗体	(−)
RBC	303 × 1万/μL	PA-IgG	345 ng/10^7	BUN	21.5 mg/dL	抗ヘリコバクターピロリ	(−)
Hb	10.7g/dL	AST	24 IU/L	Cre	2.9 mg/dL	骨髄：有核細胞数	20 × 10^4/μL
Ht	30.10%	ALT	31 IU/L	Na	141 mEq/L	骨髄：巨核球数	150/μL
PLT	0.1 × 1万/μL	LDH	242 IU/L	K	3.6 mEq/L		
PT-s	82%	γ-GTP	41 IU/L	Cl	107 mEq/L		
PT-sINR	1.09	TP	6.3 g/dL	CRP	0.53 mg/dL		

最も疑われる疾患名は？

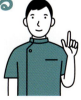

❶ 再生不良性貧血
❷ 骨髄異形成症候群
❸ 白血病
❹ 特発性血小板減少性紫斑病

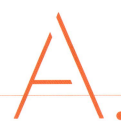

❹ 特発性血小板減少性紫斑病

　特発性血小板減少性紫斑病（ITP）は、血小板に対する自己抗体の出現により、おもに脾臓において血小板の破壊が進んで、血小板が減少する自己免疫性疾患である。血小板が減少することで、さまざまな出血症状（点状出血、皮下出血、鼻血など）が現れる。

1. 臨床症状
　血小板減少に伴う出血傾向が認められる。出血症状は紫斑がおもな症状である。口腔内出血、鼻出血、下血、血尿、性器出血（月経過多）があり、なかには血小板が低下していても出血症状の自覚がなく、偶然健康診断などで血小板減少を指摘される場合もある。

2. 検査所見
1）末梢血液
①血小板減少、②赤血球および白血球は数、形態ともに正常。
2）骨髄
①骨髄巨核球数は正常ないし増加、②赤芽球および顆粒球の両系統は数、形態ともに正常。
3）免疫学的検査
　血小板結合性免疫グロブリンG（PAIgG）増量、ときに増量を認めないことがある。

　本症例では、外傷の既往がないにもかかわらず、体幹部四肢に点状出血、紫斑および口腔内は口唇粘膜、頬粘膜、歯肉に点状出血ならびに大小さまざまな血腫を認めた。血液検査にて、血小板数は1,000/μLと著明な減少を示したが、やや貧血を認めるものの白血球数、凝固能は正常であり、骨髄検査でも骨髄巨核球数も正常であったことより、特発性血小板減少性紫斑病と診断された。

3. 治療
　治療としてはまず副腎皮質ステロイド療法を行う。その治療の目的は、抗血小板抗体の産生を抑制し、脾臓における血小板取り込みを抑制する。ステロイド治療で効果がなく、ステロイドの副作用が強く十分な治療が行えない場合には、血小板を壊している脾臓を摘出（脾摘）することがある（図4）。

　本症例は、血小板数は1,000/μLと著明な減少があり重篤な出血の危険性があると判断し、当院血液内科に即日入院し、副腎皮質ステロイド療法や免疫グロブリン大量療法および血小板輸注を行うものの、血小板数は3,000/μL程度にしか回復せず、第5病日目に頭蓋内出血を来し不幸な転帰となった。本症例は、当科へ紹介受診となる以前にたび重なる口腔内出血で歯科医院へ通院されており、早期に本疾患を疑い専門医療機関に紹介されていれば、不幸な転帰とならなかった可能性があると考えられた。

ヘリコバクター・ピロリの除菌

First line 治療：副腎皮質ステロイドホルモン

Second line 治療：ステロイド治療が無効または副作用が強い場合
脾臓摘出術（摘脾）

Third line 治療：脾摘が無効または手術適応がない場合
トロンボポエチン受容体作動薬
（エルトロンボパグ〔経口薬〕、ロミプロスチム〔注射剤〕）

図❹　ITP診断確定後の治療の流れ（特発性血小板減少性紫斑病治療の参照ガイド　2012年版を一部改変）

目瀬　浩
Hiroshi MESE　　福山市民病院　歯科口腔外科　〒721-8511　広島県福山市蔵王町5-23-1

その他

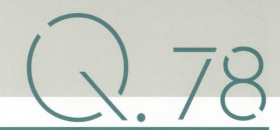

口がただれ、痛くて食べられない

患者 6歳、女児
主訴 口がただれ、喉が痛くて食べられない
既往歴 てんかん
現病歴 抗てんかん薬を10日間内服したところ、顔面に発赤が出現した。薬の内服を中止するも、数日後に全身の滲出性紅斑、口唇の水疱、結膜充血が出現した。さらに陰部にも発疹を認め、38℃を超える発熱と口腔内の疼痛や咽頭痛のために経口摂取が不良となり入院、その後当科初診となった。
現症 発熱と全身倦怠感が認められ、全身の皮膚には大小さまざまな滲出性紅斑が認められた（図1）。口腔領域では、口唇に血性痂皮の付着と、接触痛や咽頭痛による嚥下障害が認められた（図2）。
臨床検査所見 入院前の検査結果を表1に示す。

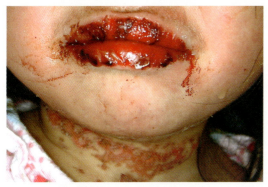

図❶ 頸部の皮膚に紅斑、びらんを認める

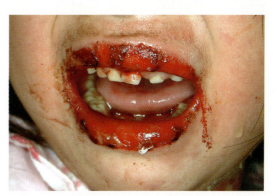

図❷ 口唇に血性痂皮の付着と流涎を認める

表❶ 入院前の臨床検査結果（青字はわずかに基準値未満、赤字は基準値超）

白血球数	3,840/μL	尿素窒素（BUN）	10.1 mg/dL
赤血球数	393×10⁴/μL	クレアチニン（CRE）	0.27 mg/dL
血色素量	11.3 g/dL	AST	55 IU/L
ヘマトクリット値	32.0 %	ALT	33 IU/L
血小板数	26.1×10⁴/μL	乳酸脱水素酵素（LDH）	458 IU/L
		Dダイマー	2.4 μg/mL
総蛋白	6.5 g/dL	C-反応性蛋白（CRP）	0.70 mg/dL
アルブミン（ALB）	4.1 g/dL	マイコプラズマ抗体	＋
β2-マイクログロブリン	3.00 mg/L	A群溶連菌抗原（咽頭）	＋

最も疑われる疾患名は？

❶ りんご病
❷ 溶連菌感染症
❸ 手足口病
❹ スティーヴンス・ジョンソン症候群

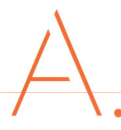

④ スティーヴンス・ジョンソン症候群

　スティーヴンス・ジョンソン症候群（Stevens-Johnson syndrome：SJS、皮膚粘膜眼症候群）は、発熱や全身倦怠感を伴い、口唇・口腔、眼、外陰部などを含む全身に紅斑、びらん、水疱が多発し、表皮の壊死性障害を認める疾患である。発症機序に統一見解はないが、医薬品やウイルス感染などが契機となり、免疫学的な変化が生じた結果によると考えられている。市販薬を含めた多くの医薬品の添付文書には、重大な副作用としてSJSが記載されている。本症例における原因は、抗てんかん薬による副作用と推測されるが、検査結果から溶連菌やマイコプラズマ感染の関与も否定はできない。

　SJSの発症頻度は、人口100万人あたり年間数人で、原因となる医薬品の服用後2週間以内に発症することが多いとされている。重症化すると、多臓器不全や敗血症などを合併し、死に至る場合もある。後遺症として、皮膚粘膜移行部や粘膜の瘢痕化、また失明に至る視力障害を残すことも多く、早期診断と早期治療が重要となる。治療はステロイド薬の全身投与が第一選択であり、効果がみられない場合には免疫グロブリン製剤大量静注療法や血漿交換療法が併用される。

　本症例における主訴への対応については、口唇・口腔内の清拭・保清、口に入れて吐き出す含嗽（少量のキシロカイン液を混入）を行い、喉越しのよい食品（溶けかけたアイスクリームなど）の摂取を促した。また、ステロイド薬の投与により、患児はあきらかな後遺症を残すことなく軽快し、入院10日後に退院となった。

●他の選択肢について

　①りんご病（伝染性紅斑）は、ヒトパルボウイルスB19によるウイルス感染症で、幼児に好発する。かぜに似た前駆症状の後、多くは両頬がりんごのように赤くなり、続いて手足あるいは躯幹に紅斑が出現する。発熱は軽度で、本疾患の特徴として、発疹出現時期を迎えた時点での他者への感染性はほとんどない。

　②溶連菌感染症は、溶血性連鎖球菌による細菌感染症の総称で、幼児・学童を中心に夏期以外に流行がみられる。発熱・咽頭痛を主症状とし、所属リンパ節の腫脹や苺舌、ときに手足や躯幹に発疹を認める。抗菌薬が有効な疾患ではあるが、医師の指示に従わずに服用を中断すると、リウマチ熱や急性糸球体腎炎などの続発症に繋がることがあり注意が必要である。

　③手足口病は、手足や口腔内の発疹を主症状としたコクサッキーA16などによるウイルス感染症で、幼児を中心に夏に流行がみられる。発疹はおもに手のひらや足の裏に、小さな水疱や赤い斑点として認め、水疱や紅斑が全身の広範囲に出現する場合もある。口腔粘膜や舌には、水疱やアフタが認められる。38℃を超える発熱はあまりない。

加納欣徳　Yoshinori KANOH　　あいち小児保健医療総合センター　歯科口腔外科　〒474-8710　愛知県大府市森岡町七丁目426番地

その他

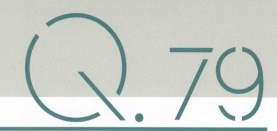

抜歯後に血が止まらない

患者 68歳、男性
主訴 抜歯後出血と左側頬部の腫脹
現病歴 |7 残根のため近医歯科で抜歯を受けたが、抜歯後出血が持続した。抜歯後2日目に同歯科医院で抜歯窩再掻爬を行ったが止血されず、左顔面の腫脹と開口障害が出現したため、抜歯後3日目に当科を紹介され、初診となった。
既往歴 高血圧症、高脂血症、6年前より汎血球増加と血液像異常が指摘され、現在内科で精査中であった。
家族歴 特記すべき事項なし

現症 体格中等度、栄養状態不良、体温は37.4℃。左側眼窩下部から左側頬部にかけて、び漫性の腫脹と部分的に皮下出血斑を認めた。頬部の腫脹部には波動を触知した。

口腔内所見として|7 部に凝血塊があり、持続性の出血を認めた。画像所見として、パノラマX線写真上の抜歯部に異常は認めない。臨床検査所見として、白血球数11.2万/μL、赤血球数690万/μL、血小板数103.3万/μLと汎血球増加を認めた。凝固系検査はPT-INR1.28と、軽度上昇していた。CRP＜0.02であった。

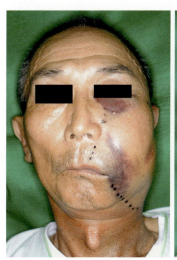
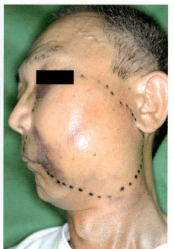

図❶　当科初診時の顔貌写真

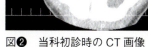

図❷　当科初診時のCT画像

最も疑われる疾患名は？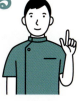

❶ 本態性血小板症による凝固異常
❷ 抜歯後感染による頬部皮下膿瘍
❸ 急性骨髄性白血病
❹ 慢性播種性血管内凝固症候群

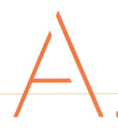

A. ① 本態性血小板症による凝固異常

診断のポイント：本態性血症板症（essential thrombocythemia：ET）は血小板の量的、機能的、形態学的異常を示す造血幹細胞のクローン性疾患であり、慢性骨髄性白血病、真性赤血球増加症、原発性骨髄線維症とともに慢性骨髄増殖性腫瘍の1つである。発生頻度は年間10万人に対して1～2.5人と非常に稀な疾患であり、ほとんどの場合は無症状である。血小板数は著しく上昇しているが、機能不全、凝固異常による抜歯後出血が本症例の病態である。血液検査をしないかぎり、診断には辿り着かない。

血液像異常は歯科医師が診断するものではなく、内科医への対診が必須である。血液所見からPT-INRは1.28と軽度の凝固異常を認めるものの、止血に難渋するようなデータではない。また、腫脹の割には局所炎症所見が強くなく、波動を触知するが感染によって膿瘍形成するには経過として早すぎる。皮下出血斑と口腔粘膜下出血斑を認めることから、腫脹は血腫によるものと考えられる。以上の所見から、何らかの凝固系異常の存在が推察される。

臨床検査では血小板数が高値を示しているため、血小板減少による出血とはいえない。患者への問診では、6年以上前より血液像異常が指摘されていて、抜歯時には血液内科において精査中であることが判明した。内科における骨髄穿刺による病理組織学的所見、染色体検査、遺伝子検査によりETとの診断を得た。

処置および経過：当科における処置として初診時に止血用シーネを作製し、サージセル®を填入したうえで、アドナ®・トランサミン®を点滴静注したが、完全な止血に至らなかった。患者への問診で現在血液像異常について内科において精査中であることが判明し、内科に対診したところ、本態性血小板血症が疑われていることが判明した。そのため、入院時血小板濃厚液（PC）20単位を輸血した。その後、3日目よりPC10単位を毎日4日間輸血することで完全に止血された。内科では、ETに対する治療として当科での治療終了後にヒドロキシウレアによる化学療法が開始され、血小板数は20～30万/μLにコントロールされている。

通院歴の長い患者は、初診時に問診で既往歴を聞くが、その後、通院中に再度聞き直すことは少ない。ビスホスホネート製剤もそうであるが、初診時には罹患していなかった疾患が長い通院歴のなかで新たに生じている可能性もある。そのため、抜歯などの観血処置の際には再度の問診が重要である。

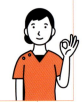

小林 恒　Wataru KOBAYASHI　弘前大学大学院医学研究科　歯科口腔外科学講座　〒036-8563　青森県弘前市本町53

その他

Q.80 オトガイ下の有痛性腫脹

患者　20歳、女性
主訴　オトガイ下腫瘤
家族歴　特記事項なし
職業歴　職業訓練中の東南アジアからの留学生
既往歴　特記事項なし
現病歴　9ヵ月前から、日本での留学と研修を開始。4ヵ月前にオトガイ下に有痛性腫脹を自覚。かかりつけ歯科を受診し、抗菌薬の処方を受け、腫脹は少し縮小したが、3週間前から再度増悪し、かかりつけ内科より当科を紹介され受診した。
現症
全身所見　体格中等度、栄養状態良好。
口腔外所見　オトガイ下に16mm大、両側顎下部に13mm大の類球形の有痛性腫瘤を触知した。顎下オトガイ下の皮膚には異常はなかったが、両側頰部皮膚にアクネ（尋常性痤瘡）が多数認められた（図1）。
口腔内所見　$\overline{6|6}$ が欠損。その他、口腔粘膜や歯肉には潰瘍やびらんは見られず、異常はなかった。
画像所見　パノラマX線写真で左右上顎埋伏智歯が認められたが、残存歯に歯周炎や根尖病巣は認められなかった（図2）。MR画像では、オトガイ下に14mm大、両側顎下部に12mm大の類球形腫瘤が数個認められた（図3）。
各種臨床検査結果　RBC 503×10⁴/㎣、WBC 5,300/㎣、PLT 19.1×10⁴/㎣、Eosi 0.9%、Neutro 50.6%、Lymph 43.2%、LDH 216U/L、CRP 0.06 mg/d、可溶性インターロイキン2 344 U/mL。

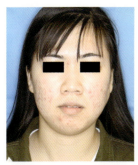
図❶　初診時の顔貌写真

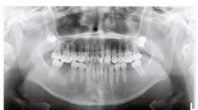
図❷　初診時のパノラマX線写真

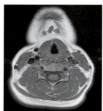
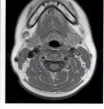
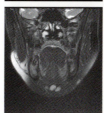
図❸　初診時のMR画像

最も疑われる疾患名は？

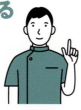

① アテローム
② 甲状舌管嚢胞
③ 悪性リンパ腫
④ 反応性リンパ節炎

④ 反応性リンパ節炎

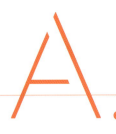

アテロームは、顎下やオトガイ下の皮膚表面には異常がなかったことや、多発発生することは稀であり、考えにくい。

甲状舌管嚢胞は、頸部正中に発生し、顎下部に発生することはない。

悪性リンパ腫は、LDHや可溶性インターロイキン2が正常値であったため、考えにくい。

最後に、反応性リンパ節炎であるが、顎・口腔領域には原因病巣がないため耳鼻科にも対診したが、原因病巣はなかった。患者の頬にアクネが多発しており（図4）、皮膚科に対診した。ミノマイシン投与によりアクネと顎下部およびオトガイ下部の腫瘤は2週間後には改善し、アクネによる反応性リンパ節炎と診断した。

アクネは、思春期以降に性ホルモンの分泌増加に伴い発症する、毛包・脂腺系を場とする *Propionibacterium acnes* の増菌と炎症惹起性疾患である。

思春期という多感な時期に顔面に生じ、患者の学校や社会生活に大きな影響を与え、quality of life（QOL）を障害しやすい。しかし、アクネは一般的によくみられることから、疾患という意識が薄く、医療機関を受診することも少ない。

放置したり、誤ったスキンケア・治療法により、悪化して初めて医療機関を受診することも多く、ケロイドや瘢痕など不可逆的な状態に繋がる可能性がある。治療ガイドラインに沿った適切な指導・治療を早期に開始することが、悪化や瘢痕形成を防ぐために重要とされる。

筆者らは、耳のピアスからの感染による頸部反応性リンパ節炎の経験もある。頸部リンパ節腫瘤は、口腔外科で取り扱う疾患以外にも、原因となる病変は多岐にわたることから、耳鼻科はもとより、皮膚科など、他科へも積極的に対診し、病変の早期の診断と治療が患者のQOLを高めるうえでも重要であると思われた。

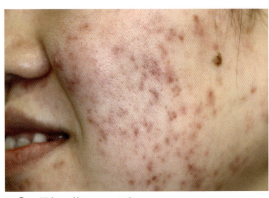
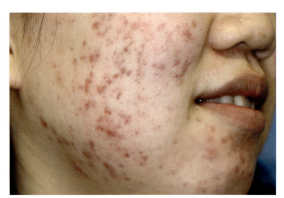

図❹ 頰部の著しいアクネ

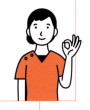

吉田博昭[1]　小滝真也[2]　　1）大阪歯科大学　口腔外科学第一講座　2）大阪歯科大学　歯科放射線学講座
Hiroaki YOSHIDA　Shinya KOTAKI　〒573-1121　大阪府枚方市楠葉花園町8-1

その他

Q.81 硬性の開口障害

患者 72歳、女性
主訴 口蓋部が痛い、口が開かない
初診 2019年7月
既往歴 高血圧症およびうつ病で内服治療中。
現病歴 20歳代後半に開業医で8を抜歯したが、口が十分に開かず、隣在歯である7も抜歯された。その後、某病院口腔外科で残りの智歯を抜歯したが、その際も第2大臼歯を抜歯されたとのこと。以降、開口障害がさらに進行したという。今回、食事時、口蓋中央部付近に硬いものが当たると痛みが強く、改善しないことをきっかけに当科を受診した。
現症
全身所見 体格中等度
口腔外所見 顔貌は両側下顎部から下顎角部が膨隆し、いわゆる square mandible を呈していた。開口度は自力、強制ともに22mmで hard end feel であった。顎関節部に圧痛、運動痛やクリックは認めなかった。両側の咬筋、側頭筋に圧痛はなかったが、開口時は咬筋の緊張が強く、硬かった。
口腔内所見 開口時、咬筋の張り出しが強く、下顎枝前縁は触れにくかった。口蓋正中に20×17mmほどの骨隆起を認め、同部の被覆粘膜に潰瘍を認めた。
パノラマX線写真所見 下顎角の過形成を認めたが、顎骨内に異常所見は認めなかった（図1）。
MRI所見 顎関節については、両側とも閉口時、開口時に関節円板転位は認めなかった。咬筋は両側とも肥厚し、咬筋前縁に無信号領域および筋内側に伸びる木の根状の像が認められた（図2）。

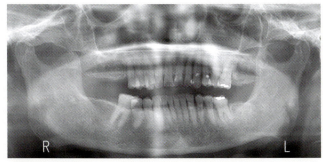

図❶ 初診時パノラマX線写真

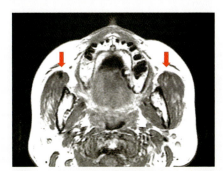

図❷ 初診時MRI写真。両側の咬筋は肥厚し、咬筋前縁に無信号領域を認める（矢印）

最も疑われる疾患名は？

❶ 顎関節症
❷ 顎放線菌症
❸ 咬筋内血管腫
❹ 咀嚼筋腱・腱膜過形成症

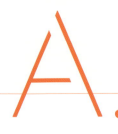

④ 咀嚼筋腱・腱膜過形成症

　自験例は、患者の希望で、機械的刺激によりしばしば被覆粘膜に潰瘍を生じる口蓋隆起を切除するとともに、著明な開口障害の原因となっている咀嚼筋腱・腱膜過形成症に対する手術治療を行う方針とした。

　咀嚼筋腱・腱膜過形成症は、咬筋、側頭筋などの咀嚼筋の腱および腱膜が過形成することにより筋の伸展障害を生じることで、硬性の開口障害を来す疾患である。比較的新しい疾患概念であり、臨床像は不明な点が多いことから顎関節症や咬筋肥大症などと診断されてきた可能性がある。その成因は定かではなく、成長発育因子などの先天的要因や過大な咬合負荷などの局所因子の関与などが示唆されており、下顎隆起を有する患者やブラキシズムなどの習癖との関連性も指摘されている。

　また、下顎角が過形成し、いわゆるsquare mandibleを呈する患者に多いともいわれる。自験例においても下顎角の過形成がみられ、著明な口蓋隆起を呈していた。MRI所見では、咬筋の肥大や咬筋前縁に過形成した腱・腱膜を示す無信号領域や木の根状に内側に伸びるstrike root appearanceがみられることが多い。

　治療法は手術療法が選択され、過形成した腱・腱膜の切除が行われるが、同時に筋突起の切断を要する例が多い。さらには過大な下顎角を切除する下顎角形成が追加される例も報告されている。自験例は咬筋の筋膜、腱膜を切除した時点では29mmしか開口できず、両側の筋突起を切離したところで45mmの開口量が得られた（図3）。切除物の病理組織学所見では、腱組織内に微小石灰化が認められた。

　なお、手術療法だけでは開口量が後戻りすることが多く、後療法として継続した開口訓練の重要性が強調されている。自験例でも長期にわたる開口訓練が施行されたが、若干の後戻りが観察された。

【参考文献】
1）覚道健治, 依田哲也：Square mandibleを伴う新概念の開口障害：咀嚼筋腱・腱膜過形成症の病態と治療. 日顎誌, 21：28-30, 2009.
2）有家 巧, 覚道健治：咀嚼筋腱・腱膜過形成症の臨床所見. 日顎誌, 21：31-34, 2009.
3）小林 馨, 下田信治, 他：咀嚼筋腱・腱膜過形成症のMR画像診断の現状. 日顎誌, 21：35-39, 2009.
4）井上農夫男：咀嚼筋腱・腱膜過形成症の治療. 日顎誌, 21：46-50, 2009.

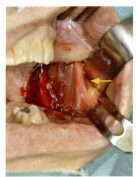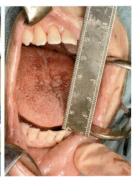

図❸　術中写真。左：咬筋前縁に過形成した腱を認める（矢印）。十分筋弛緩されているが、開口量が少ない。右：手術終了時。十分な開口量が得られている

鶴巻 浩
Hiroshi TSURUMAKI　　社会医療法人仁愛会　新潟中央病院　歯科口腔外科　〒950-8556　新潟県新潟市中央区新光町1-18

その他

Q.82 がん患者の周術期口腔機能管理

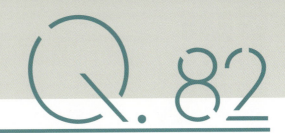

患者 58歳、男性
主訴 がん治療前の口腔機能管理依頼（紹介）
既往歴 糖尿病（内服薬あり、コントロール良好）、高血圧症（内服薬あり、コントロール良好）
家族歴 特記事項なし
現病歴 年に一度の健康診断で肺病変を指摘され、精密検査を受けたところ、非小細胞性肺がん（ステージⅡB）と診断された。2週間後に入院し、肺葉切除術および薬物療法（殺細胞性抗がん薬治療）を受ける予定となった。周術期等口腔機能管理の一環として、かかりつけ歯科医院での入院前の精査加療を目的に紹介受診した。
現症 全身状態は良好で、呼吸苦等は認めない。手術前の全身検査でも異常は指摘されなかった。口腔外所見では特記すべき事項なし。口腔内衛生状態はほぼ良好で、歯石の付着もほとんどみられず、歯肉の発赤、腫脹なども認めなかった。歯周基本検査でも、4mmを越える歯周ポケットは認めなかった。8｜は半埋伏の状態で、ときどき腫れることがあり、3ヵ月ほど前にも腫脹・疼痛があり、局所洗浄および抗菌薬の投与にて症状は消失していた。右上顎臼歯部に軽度冷水痛、自発痛を認めた。
画像検査所見 パノラマX線写真（図1）では、8｜は不完全萌出の状態で、歯冠周囲にX線透過像を認める。7｜は修復物が装着されているが、歯冠遠心部にX線透過像を認める。全顎的に、歯槽骨の軽度水平性骨吸収を認める。

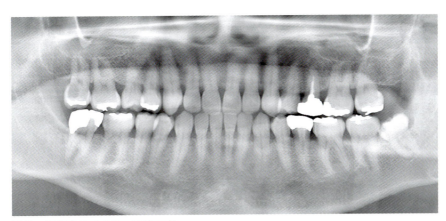

図❶　初診時のパノラマX線写真

周術期等口腔機能管理として行う内容は？

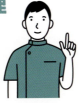

❶ 8｜の抜歯
❷ 7｜のう蝕治療
❸ 口腔衛生指導

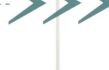

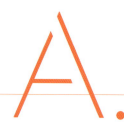

A. 1〜3すべて

　がん治療中には、栄養状態や免疫力の低下、および抗がん薬の副作用等による免疫抑制状態が引き起こされることがあり、それに伴い、歯周病や歯周炎などの歯性感染症の発症や急性増悪が発現する可能性がある。また、歯性感染巣は、菌血症、敗血症、さらには血流を介した病巣感染を惹起する可能性があり、がん治療そのものにも影響を及ぼす。では、がん治療の前にどのような歯科治療を行っておくべきだろうか。この問題に関しては明確な答えは得られていないが、日本口腔科学会および日本口腔ケア学会から一つの指針が示されている（表1）[1]。

　今回の症例では、肺切除と殺細胞性抗がん薬治療が予定されており、免疫力が中等度から高度に抑制されることが予想される。智歯抜歯の要否に関しては、指針では症状のある、または最近あったものは抜歯が推奨されており、今回の症例では比較的近い時期に智歯周囲炎の症状があったことから、入院前に抜歯を済ませておくことがよいと考えられる。また、指針では C_3 は抜歯または根管充填処置が奨められており、抜髄根管充填を済ませておくことがよいと思われる。口腔内の細菌は、全身麻酔術後の肺炎や創感染、口内炎の発症や重症化に関連することが知られている。口腔内を清潔に保つために、専門家による口腔清掃と患者自身が行う口腔清掃の指導は必須である。

【参考文献】
1）栗田 浩，他：がん治療患者の口腔機能管理における歯性感染病巣（歯のう蝕、歯周病、歯性感染症）管理：システマティックレビューに基づいた指針．口科誌，70（4）：279-289，2021.

表❶　歯性感染病巣管理の基準（参考文献[1]より引用改変）

- 時間および患者の全身状態などの事情が許せば、積極的かつ必要な歯科治療を、がん治療前に済ませておくことが望まれる
- 免疫抑制状態が予想されない場合は、最低限、症状のある歯性感染病巣に対する処置のみ行っておくのが適切であろう
- 免疫抑制状態が予想される場合は、下記の基準で処置を行っておくのが適切であろう
    - ✓ 急性・重度の症状を有する歯性感染病巣は、抜歯等の処置を行っておく
    - ✓ 歯のう蝕：C_1、C_2 は時間があれば修復処置、なければ暫間的進行抑制処置。歯髄露出が予想される C_2、C_3 は、抜髄・根管充填処置
      症状のない C_4 は経過観察（根管治療済みのものは経過観察可能。根管治療が行われていないものでは、経過観察が可能であると思われるが、根尖病巣の状態で判断が必要）
    - ✓ 根尖病巣：症状（自発痛、打診痛、膿瘍形成など）のあるもの、X線上で5mm以上の病巣は、抜歯または根管治療（ただし、根管治療の有効性に関するデータはない）
      無症状のものでも、根管治療が行われていないものは、抜歯または根管治療（ただし、根管治療の有効性に関するデータはない）
      無症状のもので、根管治療が行われており、5mm以下の病巣は経過観察が可能
    - ✓ 歯周病　：歯周ポケットが8mm以上、動揺度3以上のものは抜歯
      無症状で、歯周ポケット8mm未満、動揺度2以下のものは経過観察が可能（基本的歯周治療は行う）
    - ✓ 埋伏智歯：症状のある・最近あったものは抜歯。症状のないものは経過観察可能
- 時間および患者の全身状態などの事情により、がん治療前の歯科治療が十分行えない場合でも、急性・重度の症状のある歯性感染病巣に対する処置は、可能ならばがん治療前に、または、がん治療と並行して行っておくことが望ましい

＊ただし、本基準は、成人がん治療を対象としたものであること。頭頸部がん治療、および、骨吸収抑制剤を使用する患者は対象外であることに注意が必要である。また、免疫抑制状態にある患者の侵襲的歯科処置にあたっては、予防的な抗菌薬の投与が必要であると考えられる

栗田　浩
Hiroshi KURITA　　信州大学医学部　歯科口腔外科学教室　〒390-8621　長野県松本市旭3-1-1

その他

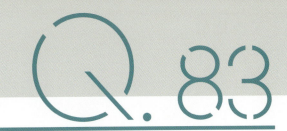

両側顎下部の腫れ

患者 65歳、女性、
主訴 両側顎下部の腫れが気になる
現病歴 半年前から両側顎下部に腫脹と軽度圧痛を自覚していた。さらに、以前からドライアイとドライマウスもあったため、かかりつけ内科を経て、紹介受診した。
既往歴 脂質異常症、眼瞼炎
現症
全身所見 体格中程度
口腔外所見 両側顎下部に胡桃大、弾性硬、可動性の腫瘤を触知した。また、両側上眼瞼にびまん性腫脹が認められた（図1）。
口腔内所見 ワルトン管からの唾液の流出は少量であった。サクソンテスト陽性、シルマーテスト陽性。
画像所見 造影CTで両側顎下腺は腫大し、造影MRIでは両側涙腺が腫大していた（図2）。
血液検査所見 RBC 452万/μL、WBC 6,830/μL、Plt 29万/μL、Hb 14.0g/dL、CRP 0.3 mg/dL、ant-SS-a ≦5.0 U/mL、ant SS-b ≦5.0 U/mL、抗核抗体＜40倍、RA陰性。

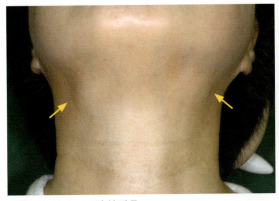
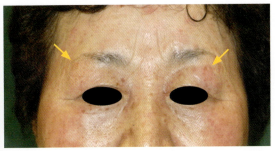

図❶ 初診時の口腔外所見

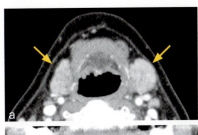
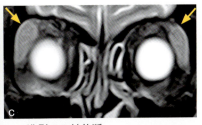
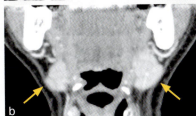

a：造影CT軸位断
b：造影CT冠状断
c：造影MRI冠状断、脂肪抑制T2WI）

図❷ MRI画像所見

最も疑われる疾患名は？

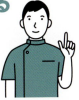

❶ シェーグレン症候群
❷ サルコイドーシス
❸ IgG4関連疾患
❹ 悪性リンパ腫

❸ IgG4関連疾患

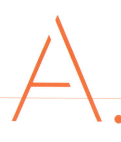

処置および経過：追加検査にて血清IgG 1,584 mg/dL（基準：870〜1,700 mg/dL）、血清IgG4 292mg/dL（基準：11〜121mg/dL）となり、確定診断のために左側顎下腺の全摘出生検を行った。病理組織学的には小葉構造の消失と線維化が亢進した顎下腺で、免疫組織学的にはIgG4陽性/IgG陽性形質細胞の比率＞80％、IgG4陽性形質細胞数が高倍率視野当たり＞100となり、IgG4関連疾患に起因する慢性硬化性唾液腺炎と診断された。すぐにステロイドパルス療法40㎎/日（プレドニン換算）が開始され、顎下腺と涙腺の腫脹はすぐに改善し、遅れてドライマウスとドライアイも軽快した。現在、ステロイドは8㎎/日で維持されている。

考察：本疾患はIgG4陽性形質細胞の密な浸潤と、高Ig4G血症を特徴とする全身性慢性炎症性疾患で、本症例のように顎下腺の腫脹を機に診断に至ることもあり、歯科でも鑑別を要する。診断は「IgG4関連疾患包括診断基準2020」（図3）に依り、治療はステロイド投与が第一選択で著効する症例が多いとされる。本来、口腔乾燥や眼症状は少ないとされるが、本症例では当該症状が顕著であったため、シェーグレン症候群との鑑別に難渋した（表1）。

【参考文献】
1）日本IgG4関連疾患学会HP：https://igg4.w3.kanazawa-u.ac.jp/reference/
2）高野賢一：耳鼻咽喉科におけるIgG4関連疾患. 日耳鼻, 122：1299-1303, 2019.

1. 臨床的および画像的診断：単一*または複数臓器に特徴的なびまん性あるいは限局性腫大、腫瘤、結節、肥厚性病変を認める
   （*リンパ節が単独病変の場合は除く）
2. 血清学的診断：高IgG4血症（135mg/dL以上）を認める
3. 病理学的診断：以下の3項目中2つを満たす
   a. 著明なリンパ球、形質細胞の浸潤と線維化を認める
   b. IgG4陽性形質細胞浸潤：IgG4/IgG陽性細胞比40％以上かつIgG4陽性形質細胞が10/HPFを超える
   c. 特徴的な線維化、とくに花莚状線維化あるいは閉塞性静脈炎のいずれかを認める

1＋2＋3を満たすもの　➡確定診断群（definite）
1＋3を満たすもの　　➡準確診群（probable）
1＋2を満たすもの　　➡疑診群（possible）

➡本症例は、1、2、3（a＋b＋c）を満たす「確定診断群」と分類

図❸ IgG4関連疾患包括診断基準2020（抜粋）[1]

表❶ IgG4関連疾患とシェーグレン症候群との比較[2]

	IgG4関連疾患	シェーグレン症候群
好発年齢	中〜高年	中年
男女比	1：1	1：20
涙腺および唾液腺腫脹	持続性で著明	反復性で軽度
眼および口腔乾燥症状	なし〜軽度	強い
ステロイド反応性	著効する	ほとんど効果がない
血清IgG値	正常〜著明高値	正常〜高値
血清IgG4値	高値	基準値内
抗核抗体/リウマトイド因子	陰性例が多い	陽性例が多い
抗SS-A抗体/抗SS-B抗体	通常陰性	陽性例が多い

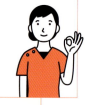

児玉泰光　Yasumitsu KODAMA　　鶴巻 浩　Hiroshi TSURUMAKI　　社会医療法人 仁愛会 新潟中央病院 歯科口腔外科　〒950-8556　新潟県新潟市中央区新光町1-18

DENTAL DIAMOND BOOK

クイズで学ぶ口腔疾患 123

Dd 診断力てすと ⑤

【編集委員】山城正司　NTT東日本関東病院　歯科口腔外科

お口の問題、解いてみよう。

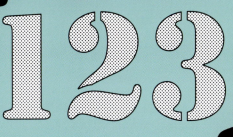

2013〜2018年の6年間、月刊デンタルダイヤモンド「Dd診断力てすと」に掲載された123問を14ジャンルにわけ、1冊にまとめました。口腔粘膜疾患、口腔腫瘍などの口腔疾患になじみの薄い開業歯科医でも、一般的な疾患から稀な疾患まで、幅広い口腔疾患の知識と洞察力を得られます。また、クイズ形式でわかりやすく学べる構成になっております。ぜひ、担当医になったつもりで、患者さんの症状を診断してみてください。重篤な疾患の早期発見に必要な診断力が養えます。

CONTENTS

- ●歯・歯肉の異常　　　　　12問
  - ・先生、前歯の大きさが違います
  - ・全顎的な歯肉腫脹　他
- ●舌の異常　　　　　　　　11問
  - ・舌の潰瘍
  - ・舌縁部の発赤　他
- ●口底の異常　　　　　　　10問
  - ・口底の腫れ
  - ・右口底部の潰瘍　他
- ●口腔粘膜の異常　　　　　19問
  - ・口腔内の小水疱
  - ・下唇および両側頬粘膜のびらん　他
- ●口蓋の腫脹・腫瘤　　　　4問
  - ・口蓋の腫瘤
  - ・口蓋の無痛性腫脹　他
- ●顎骨の異常　　　　　　　14問
  - ・下顎前歯部の歯肉腫脹
  - ・下顎骨のX線透過像　他
- ●上顎・副鼻腔の異常　　　2問
  - ・左上顎部の違和感
  - ・鼻の違和感と鼻水が出る
- ●顎下部の腫脹・腫瘤　　　6問
  - ・右側顎下部の無痛性の腫れ
  - ・顎下部の無痛性腫脹　他
- ●顔面・頬部の腫脹・腫瘤　11問
  - ・右側顔面の皮膚発赤と腫脹
  - ・頬部の痛みと腫れ　他
- ●咬合・顎関節の異常　　　4問
  - ・開咬と咀嚼障害
  - ・顎関節部の疼痛　他
- ●疼痛　　　　　　　　　　11問
  - ・抜歯しても痛みが治まらない
  - ・舌の接触痛　他
- ●知覚鈍麻　　　　　　　　7問
  - ・下顎臼歯部の痛みと下唇のしびれ
  - ・歯肉の腫脹と下唇のしびれ　他
- ●出血傾向　　　　　　　　6問
  - ・舌誤咬部の止血困難
  - ・上顎歯肉の腫脹、出血　他
- ●その他　　　　　　　　　6問
  - ・乳児の口蓋に突如出現した骨様物
  - ・発赤を伴った腫瘤性病変　他

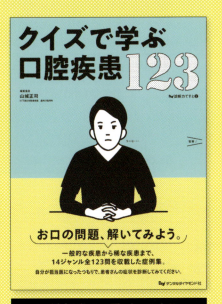

A4判変型・256頁・オールカラー
本体7,500円＋税

詳しい情報はこちら

デンタルダイヤモンド社

DENTAL DIAMOND BOOK

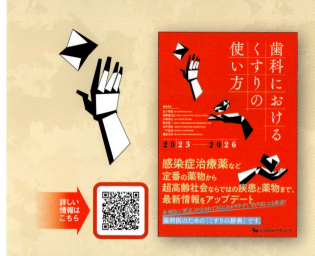

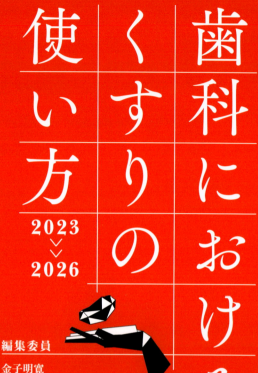

歯科におけるくすりの使い方 2023-2026

歯科医のための「くすりの辞書」。
大ボリュームの改訂版!

大ベストセラー『歯科におけるくすりの使い方』の最新版。「くすり」に関する最新の知見とガイドラインをもとに、歯科医師が身近におき、つねに知識の確認ができるように制作されてきた本書が、4年に1度の改訂を迎えました。抗菌薬、鎮痛薬、局所麻酔薬など定番の薬物から、超高齢社会ならではの全身疾患にもかかわる薬物まで、"いま"必要とされる情報を大ボリュームにて網羅しています。
今回は各項目に読者に知っておいてほしい「要点」が示されたことで、さらに読みやすく・わかりやすく構成され、学び直しにも最適です。
すぐに役立つ「薬の基礎知識・用語解説」や「主要薬品一覧」も収載。

A4判・468頁・オールカラー　本体9,000円+税

編集委員

金子明寛
(池上総合病院 歯科口腔外科)

富野康日己
(医療法人松和会理事長／順天堂大学名誉教授)

小林真之
(日本大学歯学部 薬理学講座)

飯田征二
(岡山大学大学院医歯薬学総合研究科 顎口腔再建外科学分野)

北川善政
(北海道大学大学院歯学研究院 口腔診断内科学教室)

一戸達也
(東京歯科大学 歯科麻酔学講座)

篠原光代
(順天堂大学大学院医学研究科 歯科口腔外科学)

CONTENTS

Chapter 1 感染症治療薬
1. 抗菌薬
2. 抗ウイルス薬
3. 抗真菌薬

Chapter 2 鎮痛薬・抗炎症薬
1. 歯科における非ステロイド性抗炎症薬(NSAIDs)
2. 慢性疼痛に対する薬物療法

Chapter 3 骨修飾薬と歯科治療
1. 骨修飾薬
2. 薬剤性顎骨壊死

Chapter 4 歯科関連疾患と薬物療法
1. 骨炎と骨髄炎
2. 顎関節症と薬物療法
3. 末梢神経障害への薬物療法 他

Chapter 5 局所麻酔薬と精神鎮静法で使用される薬物
1. 局所麻酔
2. 精神鎮静法

Chapter 6 救急薬と救命処置
おもな救急薬品
薬物によるアナフィラキシーショック

Chapter 7 医科基本薬と基本知識
プレドニゾロン
非ステロイド性抗炎症薬(NSAIDs) 酸性・塩基性　急性炎症：抜歯後・疼痛時の使い方　他

Chapter 8 消毒薬・含嗽剤・口腔保湿剤
口腔ケアに必要なもの、方法
歯磨剤 他

Chapter 9 漢方薬
漢方処方の一歩　診察方法 他

- 薬の基礎知識・用語解説
- 主要薬品一覧
- column①〜⑦

デンタルダイヤモンド社

DENTAL DIAMOND BOOK

口腔外科の
レベルアップ＆ヒント

[編著] 片倉 朗（東京歯科大学 口腔病態外科学講座）

臨床家が"いま"必要な技術と知識が"すぐ"にわかる！

若手歯科医師向けに「ポイントを絞って端的にまとめる」を
コンセプトに構成した書籍『日常臨床のレベルアップ＆ヒント72』は、
CR修復や歯周治療などの日常臨床にかかわる全72項目を収載し、
読者から大きな反響をいただきました。本書はそのスピンオフ第二弾です。
臨床家なら誰しもが押さえておくべき口腔外科の"いま"を集め、臨床で"すぐ"に活用できるように
構成している本書では、口腔外科専門医はもちろん、口腔解剖や歯内療法専門医、さらには法曹
の専門家である弁護士らが執筆。臨床家の"知りたい"が詰まったマストアイテムです。

CONTENTS

◆ 歯性急性化膿性炎の消炎手術
◆ 口唇・歯肉・口腔粘膜裂傷への対応
◆ 舌神経麻痺への対応
◆ 口腔軟組織に発生する腫瘍性病変の診断手順
◆ 口腔がんを見逃さないために
　──チェアーサイドにおける早期発見のためのチェックポイントと対応
◆ 発育性嚢胞と炎症性嚢胞の治療
◆ 顎関節の画像診断
◆ 口腔粘膜疾患の診断──臨床現場で迷わないために
◆ 抜歯のためのX線画像診断
◆ 安全に行う下顎埋伏智歯の抜歯
　──GPにとっての"べからず"集
◆ レーザーメスの口腔外科への適応
◆ 偶発症発生時の対応　など

詳しい情報はこちら

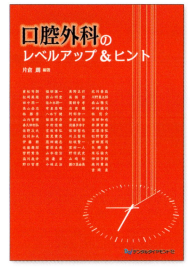

A4判・256頁・オールカラー
本体9,000円＋税

デンタルダイヤモンド社

●編集委員略歴

山城正司（やましろ　まさし）

1988年　東京医科歯科大学歯学部卒業
　　　　第一口腔外科（現顎顔面外科）入局
2007年　群馬県立がんセンター歯科口腔外科部長
2009年　東京医科歯科大学大学院顎顔面外科講師
2013年　NTT東日本関東病院歯科口腔外科部長

《所属学会》
日本口腔外科学会　専門医・指導医
日本がん治療認定医機構　がん治療認定医（歯科口腔外科）
口腔腫瘍学会評議員、頭頸部癌学会評議員
口腔癌取扱い規約ワーキンググループ員

診断力アップのための口腔疾患 Q&A83

発 行 日　2025年4月1日　第1版第1刷
編集委員　山城正司
発 行 人　濱野 優
発 行 所　株式会社デンタルダイヤモンド社
　　　　　〒113-0033 東京都文京区本郷2-27-17 ICNビル3F
　　　　　TEL 03-6801-5810(代)　FAX 03-6801-5009
　　　　　https://www.dental-diamond.co.jp
　　　　　振替口座＝00160-3-10768
印 刷 所　共立印刷株式会社
ⓒ Masashi YAMASHIRO, 2025
落丁、乱丁本はお取り替えいたします

● 本書の複製権・翻訳権・上映権・譲渡権・公衆送信権（送信可能化権を含む）は㈱デンタルダイヤモンド社が
　保有します。
● JCOPY 《㈳出版者著作権管理機構 委託出版物》
本書の無断複写は著作権法上での例外を除き禁じられています。複写される場合は、そのつど事前に㈳出版者著作
権管理機構（TEL：03-3513-6969、FAX：03-3513-6979、e-mail：info@jcopy.or.jp）の許諾を得てください。